ernst reinhardt

Ute Backmann

Sexualität in der Konzentrativen Bewegungstherapie

Ernst Reinhardt Verlag München

Ute Backmann, Dipl. Sozialarbeiterin und M.A. der Kultur- und Sozialwissenschaften, ist KBT-Therapeutin an der Uniklinik Heidelberg und in freier Praxis in Heppenheim. Sie ist Heilpraktikerin für Psychotherapie, Supervisorin / Coach (DGSv) sowie Dozentin an Hochschulen und Institutionen.

Bibliografische Information der Deutschen Nationalbibliothek

Die Deutsche Nationalbibliothek verzeichnet diese Publikation in der Deutschen Nationalbibliografie; detaillierte bibliografische Daten sind im Internet über <http://dnb.d-nb.de> abrufbar.
ISBN 978-3-497-03059-0 (Print)
ISBN 978-3-497-61525-4 (PDF-E-Book)
ISBN 978-3-497-61526-1 (EPUB)

Printed in EU
Fotos im Innenteil: Gestaltung und Fotografie von Ute Backmann
Covermotiv: © iStock.com/CSA-Archive
Satz: JÖRG KALIES – Satz, Layout, Grafik & Druck, Unterumbach

Ernst Reinhardt Verlag, Kemnatenstr. 46, D-80639 München
Net: www.reinhardt-verlag.de E-Mail: info@reinhardt-verlag.de

Inhalt

Vorwort

Was sollte eine psychodynamisch orientierte Körperpsychotherapie über Sexualität und das Sexuelle wissen?

Sexualität gehört in jedem Fall zu den menschlichen Grundbedürfnissen und ist mit Körperlichkeit verbunden. Die verschiedenen Aspekte von Sexualität sind eng miteinander verknüpft. Das psychodynamische Verständnis hat sich sowohl in den psychosexuellen Entwicklungslinien und Erscheinungsformen, als auch in der Ausübung von Sexualität als Verhaltens- und Erlebensweise gewandelt.

Die Konzentrative Bewegungstherapie (KBT) ist mit ihrem therapeutischen Ansatz der Körperlichkeit, mit biografischem Verständnis und aktuellen Lebenssituationen verknüpft, und somit besonders geeignet, sich den Themen der Sexualität und des Sexuellen zuzuwenden. Die leibliche Dimension ist in diesem Therapiekonzept stark verankert und prägt damit den entscheidenden Unterschied zu den reinen Gesprächstherapien.

Das Anliegen dieses Buches ist es, zur Thematik der „Sexualität" im Kontext analytischer und phänomenologischer (Körper-)Psychotherapie einen Überblick zu verschiedenen Entwicklungslinien und relevanten Inhalten und Forschungsarbeiten darzustellen. Es soll Lust machen, Neugierde wecken und dazu „verführen", sich weiter zu vertiefen – ganz im Sinne eines analytischen prozessorientierten Denkens. Es ist der Versuch der Umschrift (gesellschaftlich) tradierter sexueller Konzepte in progressive Sichtweisen, die meine „KBT-Sicht" auf die Patientinnen und Patienten und mein methodisches Vorgehen neu geprägt haben. Dieses wird in vielen Handlungsangeboten dargestellt, reflektiert und anhand zahlreicher Kasuistiken vertieft.

Die Fallvignetten wurden anonymisiert und teilweise aus verschiedenen Elementen von Biografien und Lebensumständen rekonstruiert, so dass eine Identifikation bestimmter realer Personen nicht möglich ist. Die Fotografien sind von mir erstellte exemplarische Nachstellungen und damit keine Abbildungen von Gestaltungen der Patientinnen und Patienten.

Das vorliegende Buch richtet sich nicht nur an Fachleute aus (psycho-)therapeutischen Berufen, sondern an alle Interessierten, die die Konzentrative Bewegungstherapie kennen lernen möchten. Es soll generell Menschen erreichen, die sich vertieft mit Fragen zur Sexualität im Kontext von (stationären) Therapien befassen möchten.

Da das Buch vor dem Hintergrund meiner körperpsychotherapeutischen Tätigkeit in der Behandlung von Menschen mit psychosomatischen Erkrankungen entstanden ist, werden viele Themen im Kontext sexueller Gewalterfahrungen und sexualisierter Atmosphären dargestellt. Viele Krankheitsbilder sind Ausdruck von Störungen in der psychosexuellen Entwicklung mit Auswirkungen auf das sexuelle Selbsterleben. Es soll somit als praxisnahes körperpsychotherapeutisches Handbuch verstanden sein.

Mein grundsätzliches Verständnis von Sexualität als menschliches Grundbedürfnis mit den Dimensionen von Lust, Erotik, Begehren, Fantasie und körperlicher Sinnlichkeit, darf mitgelesen werden.

Mit diesem Buch möchte ich all meinen Patientinnen und Patienten danken, die ich in ihren therapeutischen Prozessen begleiten durfte. Ohne sie hätte dieses Buch nicht geschrieben werden können.

Heppenheim, im Frühjahr 2021
Ute Backmann

1 Einführung

Die Vorstellung, Menschen in ihrer sexuellen Körperlichkeit zu beachten, ist ein vielschichtiges und komplexes Thema, das im philosophischen, psychoanalytischen, gesellschaftspolitischen, intrapsychischen, interpersonellen und klinisch psychosomatischen psychotherapeutischen Kontext betrachtet werden kann. Trotz des Versuches grundlegender Begriffsdefinitionen (Ermann 2019a) werden auf allen Gebieten eher Phänomene von Erfahrungen konzeptualisiert, die zum Nachdenken anregen, als abschließende Sichtweisen zu begründen.

Sexualität bildet sich an den Vorstellungen aus, die Menschen mit dem, was sie jeweils als sexuell empfinden, gemacht haben. Sie ist mit den jeweiligen konstituierenden Erfahrungen, der Geschichte und den Kontexten, in die sie gestellt ist, verbunden (Dannecker 2017).

Sexualität und Moral sind eng miteinander verknüpft. Möglicherweise hat die Kraft der Sexualität – alles durcheinanderbringen zu können – dazu geführt, dass eine Kontrolle auf den Ebenen der gesellschaftlichen und institutionellen Strukturen stattfinden sollte (Lemma/Lynch 2019). Sexualität begründet in ihrer Ausformulierung des zwangsheterosexuellen Diskurses noch immer unsere gesamte bürgerliche Gesellschaft (Butler 1991). Daher ist gesellschaftspolitisch besonders auf die kritische Auseinandersetzung zur Thematik „Sexualität, Macht und Moral" hinzuweisen (Foucault 1983).

In der Religion ist Sexualität mit dem „Sündenfall" und der Vertreibung aus dem Paradies verbunden. Die Strafe für Ungehorsam ist beschämende Nacktheit. Sexuelles Begehren und die Einschränkung der Sexualität ist mit der Autorität Gottes begründet (Lemma/Lynch 2019). Die historische abendländische christliche Tradition hat Sexualität als Sünde bekämpft und damit die eigene Triebhaftigkeit ad absurdum geführt, mit erheblichen Folgen für die psychosexuelle Entwicklung von Individuen und Entwicklungen in religiösen Organisationen.

In der Psychoanalyse wurde die Sexualität von Sigmund Freud (1905) in den Konstrukten der psychosexuellen (Trieb-)Entwicklung, der Theorie unbewusster Konflikte, der Libido als sexuelle Energie und der Neurosenentstehung als Folge verdrängter Sexualtriebe verstanden (Storck 2018b).

Besonders Wilhelm Reich (1933) befasste sich in Weiterführung und Abgrenzung zu Freud mit der Sexualität als Triebimpuls zur Lebensgestaltung. Mathias Hirsch (2014) beschreibt die Thematik der Sexualität im Kontext von Schuld und Schuldgefühlen.

Zeitgenössische psychoanalytische Schulen stellen nicht mehr die Bedeutung der Sexualität, sondern Konzepte von Liebe und Bindung in den Fokus des Denkens (Bowlby 2016; Stern 1992; Spitz 1988; Fonagy 2009).

Die psychoanalytische Genderforschung hingegen hat unter dem Einfluss feministischer Theorien der Sexualität wieder mehr Aufmerksamkeit geschenkt (Quindeau 2008; Lemma 2019). Quindeau greift Freuds Triebmodell auf und erweitert es um den Begriff des „Begehrens". Ebenso überführt sie das Konzept der Bisexualität in gesellschaftliche Prozesse konstitutioneller Geschlechtervielfalt und der Gleichwertigkeit von Homo- und Heterosexualität (Quindeau 2008).

Sigusch befasst sich umfangreich mit den gesellschaftlichen Veränderungen hinsichtlich der Sexualität (Sigusch 2015). Diese haben Ende 2018 durch die Einführung des „dritten Geschlechts" als Personenstand politische Bedeutung bekommen. Der Begriff „Sexualität" wandelt sich zu „Sexualitäten", Identität wird zu „Identitäten" (Schweizer 2018). Damit wird ein Konzept erstellt, dass die Menschen in einem Wandel zu beschreiben sucht, in dem Identität und Sexualität beständig neu konstruiert oder umgeschrieben wird. Sexualität kann frei und vielfältig gelebt werden. Neben der gesellschaftlichen Dimension sind damit auch der subjektive Wandel und die sexuelle Transformation aufgrund der persönlichen Reife im „Älterwerden" angesprochen (Dannecker 2017).

Sexualität und die mit ihr verbundenen Erfahrungen können nie ganz erfasst werden (Lemma 2019). Doch unter welchen Aspekten sie auch immer betrachtet wird — Sexualität ist und bleibt mit körperlichen Dimensionen verbunden, selbst in vorrangig psychischen Prozessen der Erinnerung, der Wünsche und Fantasien.

„Sexualität ist — ähnlich wie Geschlecht — eine kulturelle Erfindung und Zwangsjacke; der eigenlogisch fungierende Körperleib kennt keine Sexualität (wie er auch kein Geschlecht kennt), aber er kennt Erregbarkeiten und Lüste" (Abraham 2017, 174).

1.1 Sexualität: Grundlegende Differenzierungen

Es können mindestens vier kategoriale Unterscheidungen von Sexualität vorgenommen werden. Diese betreffen die biologische-, psychologische-, soziologische und philosophische Sexualität (Sigusch 2015). In dieser Einteilung wird deutlich, dass die Begriffe Geschlecht und Sexualität synonym verwendet werden, was im alltägliche Sprachverständnis zu Irritationen führen kann, in der kritischen Auseinandersetzung mit der Etymologie des Begriffs jedoch verständlich wird.

Bis zum 19. Jahrhundert hatte die gesellschaftliche Sexualform keinen ihr angemessenen Namen. Erst dann geschah eine Transformation der bis dahin zahllosen Worte und Begriffe zu Geschlecht, Liebe, Lüste, Vorstellungen und Empfindungen unter das Kollektivsingular „Sexualität“ (Sigusch 2015). Dieser Begriff und die Sichtweise auf sexuelles Erleben unterlagen in den vergangenen zwei Jahrhunderten beständiger Veränderungen mit politischen und juristischen Folgen. Mit den Stichworten der „sexuellen Revolution“ und der „Geschichte der Homophobie“ sind nur zwei Aspekte der historischen Bedeutung benannt (Herzog 2019).

1.1.1 Die biologische Sexualität

Diese Kategorie bezieht sich auf die biologisch-medizinischen Aspekte der Sexualität mit den Stichwörtern Genetik, Instinkte, ZNS (zentrales Nervensystem), Transmitter, Enzyme, Hormone etc.

„Sexualität“ (lat. Sexus = Geschlecht) bezeichnet im engeren biologischen Sinne die Gegebenheit von mindestens zwei verschiedenen Fortpflanzungstypen (Geschlechtern) von Lebewesen derselben Art, die nur jeweils zusammen mit einem Angehörigen des (bzw. eines) anderen Typus (Geschlechts) zu einer zygotischen Fortpflanzung fähig sind. Hier dient die Sexualität einer Neukombination von Erbinformationen. Das biologische Geschlecht wird durch die Geschlechtschromosomen festgelegt. Je nach chromosomalem Geschlecht entwickelt sich das gonadale Geschlecht der Keimdrüsen (Entwicklung der Gonaden zu Hoden oder Ovar zu Eierstock). Durch die Produktion von Hormonen steuern die Keimdrüsen dann sowohl die Ausbildung des somatischen Geschlechts (Entwicklung der inneren und äußeren Geschlechtsorgane), als auch die Geschlechtsreifung in der Pubertät. Im verhaltensbiologischen Sinne bezeichnet der Begriff die Formen dezidiert geschlechtlichen Verhaltens zwischen Geschlechtspartner*innen. Bei vielen Wirbeltieren hat das Sexualverhalten zusätzliche Funktionen im Sozialgefüge der Population hinzugewonnen, die nichts mehr mit dem Genomaustausch zu tun haben müssen, sodass dann die handelnden Partner*innen auch nicht unbedingt unterschiedlichen Geschlechts sein müssen.

Diese Definition von Körpergeschlecht impliziert eine Einheitlichkeit in der jeweils weiblichen und männlichen biologischen Entwicklung, die so nicht gegeben sein muss. Im Zusammenhang mit (verborgener) Intersexualität können eine Vielzahl von anatomischen und morphologischen „Mischformen“ entstehen (Schweizer 2012b).

Gerald Hüther (1999) befasst sich mit den biologischen Grundlagen der Erotik und fragt, warum sich überhaupt männliche und weibliche Formen einer Art unterscheiden. Er bezweifelt, dass Sexualität und Erotik zum Zweck der Fortpflanzung „erfunden" wurden. Urformen der Erotik lassen sich bereits bei Einzellern nachweisen. Mikrobiologen haben nachgewiesen, dass diese Einzeller Lockstoffe aussenden, die zur Anziehung jeweils zweier Partner*innen führen und durch Aneinanderlegen Bestandteile des Inneren austauschen. Auf der Grundlage der erotisch-sexuellen Beziehung werden heute in der menschlichen Spezies die gesammelten Erfahrungen in den jeweiligen Lebenswelten ausgetauscht und verschmolzen.

Damit schlägt Hüther eine Brücke zwischen naturwissenschaftlichen und geisteswissenschaftlichen Ansätzen und Erkenntnissen der Sexualität.

Die Medizin in der Sexualwissenschaft mit den entsprechenden Forschungsgebieten ist weiterhin notwendig, um die Verbindung sexueller Themen mit biologisch-medizinischen (auch medizinethischen) Aspekten zu gewährleisten (Sigusch 2015; Briken 2019).

1.1.2 Die psychologische Sexualität

Die psychologische Sexualität beschreibt die subjektive sexuelle Selbstdefinition oder individuelle Identifizierung mit einem Geschlecht unabhängig von dem biologischen Geschlecht. Je nach wissenschaftlicher Richtung werden Reiz-Reaktions-Muster oder unbewusste Sexualität in Form von (unbewussten) Trieben, Ängsten und Wünschen in den Fokus genommen. Unter diesem Begriff werden die sexuelle Orientierung (bevorzugte Wahl der Sexualpartner*innen ausgehend vom eigenen Geschlecht und bezogen auf das Geschlecht des Sexualpartners oder der Sexualpartnerin), die sexuelle Präferenz (bevorzugte sexuell erregende Reize) und die sexuelle Identität (subjektives Erleben der Geschlechtsidentität) subsumiert (Hüther 1999).

Um die Nöte der Menschen hinsichtlich sexueller Themen zu verstehen, ist die Psychoanalyse mit ihren zugrunde liegenden Theorien des Unbewussten und des Konfliktes essenziell. Die Psychoanalyse ist mehrheitlich auf das Individuum bezogen und versucht, das sich wiederholende Sexuelle zu verstehen. Ebenso versucht sie das Sexuelle auf der Ebene des Psychosomatischen plausibel abzuhandeln (Sigusch 2015).

Da die KBT mit tiefenpsychologischen Ansätzen verknüpft ist, werden andere psychologische Ansätze an dieser Stelle nicht vertieft.

1.1.3 Die soziologische Sexualität

Die soziologische Sexualität betrifft das von der Gesellschaft wahrgenommene Geschlecht einer Person und die zugeschriebenen geschlechtsspezifischen Verhaltensmuster (konstruktivistische Ansätze). Es beinhaltet auch die in der Gesellschaft und Herkunftsfamilie übertragenen Werte, Normen, Symbole, Rituale, Vorurteile etc. Feministische Ansätze haben das Konstrukt der Verbindung von Körper, Geschlecht und gesellschaftlicher Hierarchisierung kritisch hinterfragt (Butler 1991, 2014).

Im weiteren Sinne bezeichnet die soziologische Sexualität die Gesamtheit der Lebensäußerungen, Verhaltensweisen, Empfindungen und Interaktionen von Lebewesen in Bezug auf ihr Geschlecht. Zwischenmenschliche Sexualität wird in allen Kulturen auch als ein möglicher Ausdruck der Liebe zwischen zwei Personen verstanden (Mehlmann 2006).

Der Soziologe Hartmut Rosa (2016) beschreibt, warum Sexualität als Berührung und Durchdringung von Subjekt und Welt gesehen werden kann:

> *„Erstens, weil es sich um eine intensive und leibliche Form der ‚Selbst-Welt-Interpretation' handelt, zweitens, weil es sich um einen Akt der (potentiellen) Welterschaffung handelt, und drittens, weil er eine Form der ‚Selbst-Welt-Verschmelzung' ermöglicht." (Rosa 2016, 137)*

1.1.4 Die philosophische Sexualität

Die klassische Philosophie befasst sich mit der Sexualität auf metaphysisch-körperlose Weise. In diesem Kontext ist Sexualität mit einem guten Leben verknüpft. Die Philosophie befasst sich auch mit der materiell-lebensweltlichen Thematik von Sexualität. Das schließt Triebe und Begehren ein, was andere Personen zu Objekten macht.

Im philosophischen Sinne ist Sexualität eine „Form des Seins", unabhängig von sexueller Identität, Orientierung und sexueller Betätigung (Kant 2009; Fromm 1982). Hermaphroditismus und doppelgeschlechtliche Wesen sind in der griechischen und römischen Mythologie genauso beschrieben wie geschlechtliche Metamorphosen und homoerotische Liebesbeziehungen (Mehlmann 2006).

Gesamthaft ist Sexualität eine im Biologischen verankerte, aber nicht notwendig manifest werdende Möglichkeit des menschlichen Erlebens und Verhaltens. Sexualität ist weder als ausschließlich biologische Körperfunktion noch als psychische Funktion zu begreifen. Für die Erlebnis- und Funktionsfähigkeit im Sexuellen sind anatomische, genetische, physiologische, hormonelle und biochemische Grundlagen ebenso bedeutsam wie Gefühle, Fantasien, Erinnerungen und Kognitionen. Somit ist ein Ineinandergreifen biologischer und psychologischer Vorgänge essenziell und kann in Form eines psychosomatischen Modells dargestellt werden (Ermann 2019a).

1.2 Geschlecht: Gender und Sex

Der Begriff „Gender“ wird vor allem als Synonym für das soziokulturelle und subjektive Geschlecht verstanden, während „Sex“ das biologische Geschlecht definiert. Das Geschlecht ist in diesem Verständnis dual. Es wird sowohl durch die geschlechtliche Fortpflanzung, als auch durch seine menschliche Symbolisierung festgeschrieben (Laplanche 2017a).

Diese Beschreibung drückt die gesamte Komplexität der intrapsychischen und interpersonellen Entwicklungen von Sexualität im psychoanalytischen Verständnis aus.

Die moderne Sexualwissenschaft vertritt ein offenes Genderkonzept, in dem es keine singulären Konzepte von Homo-, Bi- oder Heterosexualität gibt, sondern individuelle Entwicklungen zu subjektiven Sexualitäten führen (Ermann 2019a).

1.3 Sexualität in der Psychoanalyse

Ilka Quindeau (2008) beschreibt als entscheidendes Kennzeichen der menschlichen Sexualität die Unabhängigkeit sexueller Erregung von sinnlicher Wahrnehmung. Das verweist auf die Bedeutung bewusster und unbewusster sexueller Fantasien als Resultat von Introjektions- und Identifikationsprozessen in sozialen Interaktionen.

1.3.1 Zentrale Begriffe

> *„Das Kennzeichen der Sexualität in der Psychoanalyse ist für Freud immer der Wunsch. Im Gegensatz zur Liebe ist dieser definitiv auf eine bestimmte körperliche Grundlage angewiesen, und im Gegensatz zum Bedürfnis macht er die Befriedigung von phantasierten Bedingungen abhängig, die die Objektwahl und die Anordnung der Aktivität streng determinieren.“ (Laplanche/Pontalis 1967, 470)*

Libido (lat. = Begehren, Begierde) stammt aus der Psychoanalyse und bezeichnet eine psychische Energie, die mit den Trieben und Motiven der Sexualität verknüpft ist. Als Synonym zu sexueller Lust und Begehren ist dieser Terminus in den allgemeinen Sprachgebrauch eingegangen.

Im Ursprung war die Libido bei Freud den Selbsterhaltungs- und Destruktionstrieben gegenübergestellt. Die Libido war bei ihm jedoch nicht allein auf das Sexuelle begrenzt, sondern fand eine Sublimierung in das kulturelle Leben hinein (Freud 1905).

Als Erotik wird das Erleben einer vitalisierenden Kraft beschrieben, die den Menschen ganz erfasst im Leib, in der Psyche (kräftemobilisierend, Steigerung der Lebenslust) und den Geist (Motivation, Interesse, Entscheidung). Erotik wird als Einladung zur geschlechtlichen Annäherung an einen anderen Menschen erlebt bzw. an Objekte, da Erotik nicht unbedingt personal sein muss. Das subjektive Empfinden ist angereichert von Fantasie, Erfahrung, Assoziation und Übertragung. Es lebt im Spannungsfeld von Anziehung und trennender Distanz und ist daher gleichsam „Zärtlichkeit ohne Berührung", die sich in der Aufgabe der Distanzierung in der geschlechtlichen Vereinigung verliert. Der Drang zur sinnlichen Annäherung wird vital spürbar und kann durch die Möglichkeit der fantasierten sexuellen Vereinigung ausgelotet werden. Erotik erlaubt daher ein freies, ungehindertes Ausleben vitaler sexueller Kräfte und Bedürfnisse auf spielerischer Ebene. Gerade diese Freiheit der Vitalität im Schutz einer bestehenden Distanz trägt wesentlich zum Reiz und der Mächtigkeit der Erotik bei, wodurch sie einen verführerischen Bann erzeugen kann (Laplanche/Pontalis 1967).

Françoise Dolto (2000) unterscheidet Libido und Sexualität/Erotik dahingehend, dass bei der Sexualität das Bewusstsein im Fokus steht, während die Libido dem Unbewussten angehört. Sie argumentiert, dass das Gebiet des Unbewussten nicht verlassen werden darf, da das Lustprinzip nur vom Unbewussten verstanden werden kann, mit den damit verbundenen schöpferischen Möglichkeiten (Dolto 2000).

Hartmut Rosa (2016) unterscheidet sexuelle und erotische Resonanz, indem er darauf verweist, dass Sexualität als resonanzfreier mechanisch körperlicher Akt vollzogen werden kann, Erotik hingegen den Weltbezug des ganzen Subjektes transformiert und gewissermaßen in Resonanzbereitschaft versetzt. Die Differenz zwischen Sexualität und Erotik formuliert er auch dahingehend, dass Erstere tendenziell das Weltverhältnis fixiert und verhärtet, während Zweitere das Verhältnis „verflüssigt" (Rosa 2016).

Das Begehren stellt ein Grenzgebiet zwischen dem Psychischen und Somatischen her. Es hat seinen Sitz im Körperlichen und ist zugleich eine psychische Repräsentanz. Die Entstehung des Begehrens kann im intersubjektiven Raum (im Zwischenraum oder der Zwischenleiblichkeit) angesiedelt werden. Das Begehren ist von Grund auf konflikthaft angelegt und dem bewussten Zugriff weitgehend entzogen. Die Konfliktlinien verlaufen zwischen dem Bewusstsein und dem Unbewussten, aber auch innerhalb des Unbewussten und zwischen einzelnen Subjekten. Der Konflikt ist somit unvermeidlich in die psychische Struktur eingeschrieben und keine Störung oder Abweichung. Das Begehren, das Streben nach Lust und Befriedigung wird zur Hauptantriebskraft menschlichen Handelns. Sie bezieht sich (nach Freud) nicht nur auf sexuelle Aktivitäten, sondern liegt jeder menschlichen Tätigkeit zugrunde. Das Begehren als menschliche Antriebskraft entwickelt sich im Verlauf einer individuellen Biografie (Quindeau 2008).

Im psychoanalytischen Sinne bildet die „Verführung" das Grundmuster für die Beziehung eines Kindes zu einem oder einer Erwachsenen, aus der sich die psychische Struktur des Kindes im Allgemeinen und das sexuelle Begehren im Besonderen entwickelt. Der Ursprung menschlicher Sexualität liegt im Wesentlichen in einer sozialen Situation. Der Begriff „Verführung" bringt den grundsätzlichen Charakter der Beziehung zur Geltung, die von unbewussten sexuellen Botschaften der Erwachsenen an das Kind geprägt sind. Damit bildet es das Primat des Anderen in der Entwicklung des Subjekts. Versteht man Verführung als solche grundlegende Sozialisationsstruktur, bietet sich zugleich ein Ansatz zur Konzeptualisierung menschlicher Sexualität, die ihren Ursprung im anderen findet (Quindeau 2008; Laplanche 2017b).

Das Bedürfnis bezieht sich auf vitale physiologische Erfordernisse wie Nahrung, Schlaf oder Wärme. Der Wunsch hingegen gehört in die psychische Kategorie. Er ist eine psychische Regung, die Erinnerungsspuren besetzt und die Wahrnehmung der Befriedigung wiederherstellen will. Sexualität ist ein Wunsch, der auf Befriedigung zielt und damit kein grundlegendes Bedürfnis. Das Wunschkonzept ist jedoch mit Teilen des Bedürfnisbegriffes verbunden, da die somatische Dimension der Sexualität berücksichtigt werden muss. Die Erfüllung besteht in einer „psychischen Aktivität", mit dem Ziel einer körperlichen Wahrnehmungsidentität – eine Vermischung zwischen physiologischem Geschehen, das auf psychischen Vorgängen beruht. Sexuelles Begehren kann nie vollständig befriedigt werden, da sich der Wunsch immer wieder erneuert.

Dabei spielt die Fantasie eine konstitutive Bedeutung, da sie auf die Wiederholung der Wahrnehmung zielt und Erinnerungsbilder besetzt und verändert. Die Fantasie ist eine Verarbeitungsform von Erinnerungsspuren; sie kombiniert Erlebtes, Gehörtes und Vergangenes. Das Verhältnis der Fantasie zur Zeit ist bedeutsam. Die seelische Arbeit knüpft an einen aktuellen Eindruck an, der imstande ist, große Wünsche zu wecken (Gegenwart); sie greift von da aus auf Erinnerungen zurück (Vergangenheit) und schafft eine auf die Zukunft projizierte Erfüllung eines Wunsches.

Sexuelle Fantasien sind solche, die zu sexueller Erregung führen, wobei nicht nur die Fantasie, sondern auch die Erregung unbewusst bleiben kann (Quindeau 2008).

1.3.2 Sexualtrieb und Neurosenlehre

Der von Freud beschriebene Sexualtrieb wird vorrangig dem körperlichen Erleben zugeschrieben (Freud 1905). Diese Definition hat sich im Zuge der Entwicklung von der biologischen Fortpflanzung auf soziale beziehungsstiftende Prozesse in der Verknüpfung von Sexualität, Erotik und Liebe verlagert (Ermann 2019a). Die Neurosenentstehung sah Freud im Zusammenhang mit den verdrängten Sexualtrieben. Anfangs sah er den Kern in der Verdrängung traumatisierender sexueller Erfahrungen in der Kindheit. Diese Annahme erschien ihm selbst nach einiger Zeit als ungeheuerlich, weswegen er sie wieder modifizierte.

In den vergangenen Jahrzehnten ist das Ausmaß sexueller Traumatisierungen deutlich ins gesellschaftliche Bewusstsein getreten. In zahlreichen psychotherapeutischen Konzepten sind phasenspezifische Behandlungsformen entwickelt worden (Reddemann 2008). Sexuelle Traumatisierungen in der Familie und in Institutionen bekommen die ernsthafte Aufmerksamkeit, die ihnen gebührt.

2 Grundlagen der Konzentrativen Bewegungstherapie

Die Konzentrative Bewegungstherapie (KBT) ist eine körperorientierte, psychotherapeutische Methode. Sie nutzt Wahrnehmung und Bewegung als Grundlage von Erfahrung und Handeln und basiert damit im Wesentlichen auf der Gestaltkreislehre Viktor von Weizsäckers (1986). Dabei werden unmittelbare Sinneserfahrungen mit psychoanalytisch und psychodynamisch orientierter verbaler Bearbeitung verbunden. Als theoretische Basis dienen entwicklungspsychologische, tiefenpsychologische und lerntheoretische Denkmodelle. Durch die konzentrierte Hinwendung auf das eigene Erleben – einfühlend und erlebend – werden Erinnerungen belebt, die sich körperlich in Haltung, Bewegung und Verhalten ausdrücken. Das Körperliche bildet die Grundlage und das Beziehungsfeld für individuell-eigengesetzliche, physische, psychosomatische und psychische Abläufe. Die Problematik wird „begreifbar". Dies kann durch unmittelbare Auseinandersetzung mit der Körpererfahrung oder durch verbale Bearbeitung des Erlebens geschehen, das aus der bewussten und vorbewussten Lebensgeschichte aufgetaucht ist (DAKBT 2020, 9).

2.1 Geschichte und Entwicklung

Die Anfänge der Konzentrativen Bewegungstherapie sind im 19. Jahrhundert und im Kontext der Lebensreformbewegung und der mit ihr einhergehenden Körperkulturbewegung anzusiedeln. Diese Bewegungen schenkten dem Körper, seiner Gestaltung und Selbstkontrolle, aber auch der Einheit von Körper, Geist und Seele als gesellschaftliches Phänomen besondere Aufmerksamkeit. Die Aufwertung des Körpers kann unter verschiedenen Aspekten verstanden werden. Zum einen gingen die Anhänger der Körperkulturbewegung davon aus, dass die Lebens- und Arbeitsbedingungen der Industrialisierung ihren Körper schwächte und degenerierte. Dagegen wurde das antiindustriell aufgewertete reformerische Körperbild der Körperkultur mit Natürlichkeit, Authentizität und Individualität verknüpft. Zum anderen galt die Annahme, dass durch die Ausbildung eines gesunden Körpers auch gesellschaftliche und soziale Probleme gelöst werden können. Ziel der Praktiken der Körperkultur war nicht die Leistung durch den Körper, sondern die gesamthafte Ausbildung des Körperbildes (Backmann 2019).

Während der Lebensreformbewegung im beginnenden 20. Jahrhundert entwickelten sich auch die Ansätze der Psychoanalyse entscheidend weiter. Diese stellten die rationalen, wissenschaftsgläubigen, vernunftorientierten Denkmuster der Aufklärung infrage und beschrieben ein Menschenbild mit archaischen Wahrnehmungs- und Sinnbildungsfähigkeiten mit schwer vorhersehbaren Wirkungen. Das (kollektive) Unbewusste bekam eine besondere Bedeutung. Die in der KBT vorgenommene Verknüpfung des freiheitlichen Körpererlebens mit der Psychoanalyse ist somit auch aus historischer Sicht konsequent.

Elsa Gindler (1885 – 1961) entwickelte eine Form der Gymnastikarbeit, die die „Konzentration" auf die Selbstwahrnehmung und das Selbsterleben in den Fokus rückte. Dabei ging es darum, einen subjektiven körperlichen Ausdruck zu erlangen, der dem inneren (psychischen) Ausdruck entsprach (Arps-Aubert 2010). Während der Zeit des Nationalsozialismus schlossen sich viele Schulrichtungen der Rhythmischen Gymnastik als Teil des Deutschen Gymnastik-Bunds an. Viele Lehrer*innen mussten aufgrund ihrer jüdischen Herkunft emigrieren oder arbeiteten zurückgezogen von der Öffentlichkeit weiter, so auch Elsa Gindler (Backmann 2019).

Gertrude Heller (1892 – 1984) arbeitete mit den erworbenen Kenntnissen von Elsa Gindler in einer schottischen Klinik mit psychisch kranken Patientinnen und Patienten und entwickelte daraus einen pädagogisch-therapeutischen Ansatz, in dem sie bereits das Wahrnehmungs- und Bewegungserleben mit psychodynamischen Ansätzen verband. Im Kontakt mit Dr. Helmuth Stolze fand dieses Konzept zwischen 1959 und 1962 erstmals Eingang bei den Lindauer Psychotherapiewochen (Schreiber-Willnow 2016). Miriam Goldberg setzte diese Tradition fort.

In den folgenden Jahren bewährte sich die KBT in den psychosomatischen Kliniken. Zu den klinischen Pionierinnen und Pionieren gehörten Christine Gräff und Dr. Ursula Kost. Zusammen mit weiteren KBT-Kolleginnen und -kollegen wurde durch ein experimentelles Erproben die KBT zur „Methode". Ihren sperrigen, aber dennoch treffenden Namen erhielt sie durch Dr. Helmut Stolze. Auf Initiative von Dr. Ursula Kost wurde 1977 der „Deutsche Arbeitskreis für Konzentrative Bewegungstherapie" gegründet, in dessen Verband bis heute die Weiterbildung und Forschung durchgeführt und weiterentwickelt wird.

Inzwischen hat sich die Methode im europäischen Raum unter dem Dachverband des „Europäische Arbeitskreises für Konzentrative Bewegungstherapie" etabliert. Dr. Helmuth Stolze (1958) und Dr. Hans Becker (1981) ordneten die KBT dem psychotherapeutischen Kontext zu und gaben der Methode eine psychodynamische theoretische Fundierung.

2.2 Kernelemente

2.2.1 Selbstwahrnehmung

Ausgehend von der basalen körperlichen Selbstwahrnehmung im Liegen, Sitzen, Stehen und Gehen, aber auch im Umgang mit verschiedenen Gegenständen, wird ein sinnliches Selbsterleben und damit die Idee der biografischen Subjektivität gefördert. „So wie ich bin, verkörpere ich meine eigene Geschichte." Die taktilen und haptischen Wahrnehmungen bilden die Basis unseres Welterlebens (Grunwald 2017). Wahrnehmungen und Gefühle können differenziert entwickelt werden. Die dazugehörigen theoretischen Modelle entstammen der Leibphilosophie, der Neurobiologie, der Entwicklungspsychologie und den psychoanalytischen Ansätzen.

2.2.2 Symbolisierungsfähigkeit

Für die KBT sind Symbolisierungsprozesse, szenisches Verstehen und ihre Verbindung zur Sprache von Evelyn Schmidt (1994) erarbeitet worden.

Die Wirkmächtigkeit der Symbolisierung bestimmt das Leben jedes Menschen auf diese Weise grundlegend. Freud verstand das Symbol als Ausdruck des Verdrängten, ein Erinnerungssymbol, dass sich in einem Symptom äußert. Nur was verdrängt ist, wird symbolisch dargestellt, nur was verdrängt ist, bedarf der symbolischen Darstellung. C. G. Jung (1987) sieht in dem Symbol Botschaften aus dem kollektiven Unbewussten. Er verweist auf das nicht ganz Erfassbare, dass in der Funktion eines lebendigen Symbols liegt.

Die Philosophin Suzanne Langer (1984) beschreibt Symbolisierung als eine grundlegende Tätigkeit des menschlichen Geistes – ein dem Denken wesentlicher Akt, der die äußere Welt mit seiner inneren Welt in Verbindung bringt und damit in einer schöpferischen Art und Weise sein Selbst erschafft.

In der KBT verstehen wir die Fähigkeit zur Symbolisierung als einen ganzheitlichen Prozess – die verleiblichte Symbolschöpfung des ganzen Menschen. Die Symbolisierungsfähigkeit entwickelt sich durch gelungene frühe Bindungen, in denen Innen- und Außenwelt kohärent exploriert werden können. Die Einheitlichkeit semiotischer (körpernaher) Repräsentanzen wie Rhythmus, Atmosphäre und sensomotorische Modalitäten sind Grundlage für die Affektorganisation, die eine Ausbildung der Symbolisierungsfähigkeit ermöglicht. Das Semiotische ist ein Erlebnishorizont, auf dem sich das Nonverbal-Symbolische und das Verbal-Symbolische entwickeln und in verschiedenen Formen ausdrücken kann (Küchenhoff/Agarwalla 2012).

Aus symboltheoretischer Sicht ist die Besonderheit in der Körperpsychotherapie die Entfaltung des Themas im Sinne des Leiblichen. So ist die Symbolisierungsfähigkeit nicht beschränkt auf Vorstellungsbilder, sondern erstreckt sich vielmehr auf den gesamten menschlichen Ausdruck und das Handeln (Merleau-Ponty 1966). Chronische Schmerzen und psychosomatische Krankheitsformen sind somit Ausdruck leiblicher nonverbaler Symbolisierungen.

Die Verwendung von Gegenständen eröffnet einen symbolischen szenischen Raum. Gegenstände haben in der KBT verschiedene Bedeutungen. In der Symbolisierung können sie zum Beispiel Schmerzerleben oder bestimmte Aspekte des Schmerzerlebens darstellen. Ebenso können sie das interaktionelle Erleben in der Gruppe oder in der Familie darstellen. Zudem können Gegensätze herausgearbeitet werden, die zwischen unbewussten Wünschen, Werten und Fantasien Ambivalenzkonflikte bilden. In der symbolisch-szenischen Verwendung von Gegenständen kann eine konfliktzentrierte Sichtweise angesprochen werden. Das Symbol ist eine besonders indirekte Darstellung. Der Gegenstand in der symbolischen Verwendung steht als Bindeglied präsentativer Symbolik (der persönlichen Bedeutsamkeit) und diskursiver (versprachlichter, allgemein mitteilbarer) Symbolik. In den Gegenstand fließen individuelle Sichtweisen, Erlebens- und Erfahrungsinhalte und Affekte als Bedeutungsgebung ein. In der Arbeit mit Gegenständen zur Symbolisierung können Hypothesen gebildet werden. Der Gegenstand erhält eine Mittler- und Klärungsfunktion innerpsychischer Prozesse. Im Umgang mit dem Gegenstand kann sich die handelnde Person einen „Begriff" machen, was sich intrapsychisch abspielt. Ebenso wird der Gegenstand und/oder die Gestaltung zum Botschaftsträger in der Mitteilung anderen gegenüber. Die jeweils aktualisierte innere Szene wird somit auf die gedankliche – und im Gegenstand auf die äußere – Bühne gebracht und beschreibt verschiedene Bedeutungskomplexe wie z.B. Erinnerungen, aktuelles Geschehen, affektive Besetzung und Fantasien. Die symbolische Bedeutung ist meistens weitgehender und mehrdeutiger als im Moment zu erfassen ist (Hochgerner 2015).

Die Symbolisierung mit Gegenständen kann darüber hinaus verstanden werden als Vorstufe zur Sprache, als Ergänzung zur Sprache, als Möglichkeit der Distanzierung und als Möglichkeit der handelnden Veränderung.

2.2.3 Gruppentherapeutischer Ansatz

Die KBT hat sich als gruppentherapeutisches Verfahren entwickelt. Damit sind vielfältige Möglichkeiten gegeben, sich selbst in Beziehung zu anderen Menschen wahrzunehmen, Beziehungs- und Konfliktmuster zu reflektieren und experimentell anders zu gestalten. Gegenstände wie Bälle oder Seile können diesen Prozess unterstützen. In aller Regel reinszenieren sich frühe Beziehungs- und Störungsmuster aus dem Körpergedächtnis, als eine Form des Erinnerns in Bewegung und Handlung.

2.3 Wissenschaftliche Grundannahmen

Die KBT verortet ihre Ansätze und Vorgehensweisen historisch in der Selbstwahrnehmung und Bewegungsschulung, die auf Elsa Gindler zurückgeht (Arps-Aubert 2010). Die subjektive Menschenbildung steht im Vordergrund. Erst später wurde die hohe Relevanz dieses Vorgehens für die psychotherapeutische Behandlung erkannt. Die wissenschaftlichen Grundannahmen wurden anhand der Methodik reflektiert, was zu einem tiefen Durchdringen der KBT mit psychoanalytischen Theorien führte (Becker 1981). Historisch entwickelte sich die KBT analog ihres eigenen Wirkprinzips – von der Körperwahrnehmung zur sprachlichen Symbolisierung.

Die wissenschaftliche Fundierung ermöglichte den sprachlichen Ausdruck, der die KBT als eigenständiges körperpsychotherapeutisches Verfahren begründete.

2.3.1 Gestaltkreislehre

„Um Lebendes zu erforschen, muss man sich am Leben beteiligen". (von Weizsäcker 1940/1986, V)

Die Gestaltkreislehre beschreibt den kinästhetischen Gestaltkreis, indem sich die sensomotorische Intelligenz in Form von Bewegung und Wahrnehmung entwickelt (von Weizsäcker 1940/1986, V). Aus dieser Vorstufe leitet sich das begriffliche Denken und Sprechen als verbaler Gestaltkreis ab. Beide Kreise zusammen bilden den Gestaltkreis des Begreifens. Stolze (2005) hat diese Grundidee zum Tetraeder des Begreifens erweitert, in dem die vier Funktionen – Wahrnehmen, Bewegen, Sprechen und Denken – wechselwirksam ineinandergreifen. An diesem Modell wird deutlich, wie sich die Defizite in den jeweiligen Bereichen auf das „Begreifen" im umfangreichen Sinn auswirken. Das Begreifen und Ordnen ist Ziel jeder Psychotherapie (Stolze 2005).

2.3.2 Entwicklungspsychologie

Die Entwicklungspsychologie dient der Erforschung allgemeiner Entfaltungen der psychischen, geistigen und körperlichen Anlagen und Möglichkeiten eines Menschen bereits ab der pränatalen Phase bis zu seinem Tod. Grundlegend für die KBT ist u.a. die Phasenlehre zur Entwicklung der Intelligenz von Jean Piaget (Piaget 1947/1992; Cserny 2006).

> *„Piaget hat als erster auf die Gleichwertigkeit von motorischer, psychisch-emotionaler und kognitiver Entwicklung hingewiesen. Dies gilt nicht nur für eine gelungene, sondern auch für eine gehemmte oder behinderte Entwicklung. Eine fehlgesteuerte emotionale Entwicklung kann mit motorischer und kognitiver Entwicklungsstörung einhergehen." (Schreiber-Willnow 2016, 37)*

Phasen der Entwicklung der Intelligenz (Piaget 1947/1992):

1. Phase der sensomotorischen Intelligenz (die ersten 20–24 Monate),
2. Phase des vorbegrifflich-symbolischen Denkens (ca. 2.–4. Lebensjahr),
3. Phase des anschaulichen Denkens (4.–7. Lebensjahr),
4. Phase des konkret-operativen Denkens (7.–10. Lebensjahr),
5. Entwicklung des formalen Denkens (ab dem 10. Lebensjahr).

Die Entwicklung der sensomotorischen Intelligenz bildet die primäre Grundlage für den Prozess des formalen Denkens und kann mit dem Spruch „Vom Greifen zum Be-greifen" ausgedrückt werden. Dieser Zusammenhang ist für die Methode der KBT diagnostisch und methodisch bedeutsam. Durch Bewegen, Begreifen und die Wiederholung dieser Abläufe, wird ein Bewusstwerdungsprozess des Selbst gelegt. Die KBT unterstützt die Suche nach dem individuellen Bewegungs- und Identitätsausdruck.

Entwicklungspsychologisch ist auch das Werk von Erik H. Erikson (1984) relevant, da es die verschiedenen Entwicklungsphasen als lebenslangen kontinuierlichen Reifungsprozess versteht, in dem beständig Entwicklungsaufgaben zu lösen sind.

2.3.3 Leibphilosophie

Der subjektive Leib des Menschen steht im Fokus der KBT. Die phänomenologisch verkörperte Anthropologie ist in zahlreichen Schriften von Thomas Fuchs wissenschaftlich dargestellt (Fuchs 2017, 2018, 2020).

> *„Leiblichkeit ist die grundlegende Weise des menschlichen Erlebens – insofern der Leib nicht als Körperding, sondern als Zentrum räumlichen Existierens aufgefasst wird, von dem gerichtete Felder von Wahrnehmung, Bewegung, Verhalten und Beziehung zur Mitwelt ausgehen. Leiblichkeit in diesem umfassenden Sinn transzendiert den Leib und bezeichnet dann das in ihm verankerte Verhältnis von Person und Welt." (Fuchs 2018, 15)*

Vor dem Hintergrund der leibphänomenologischen Entwürfe des 20. Jahrhunderts – besonders von Maurice Merleau – Ponty (1966), Hermann Schmitz (2011) und Bernhard Waldenfels (2016) – entwickelt die KBT ihre methodischen Angebote zwischen leiblicher Wahrnehmung, Wahrnehmung und Gestaltung des zwischenleiblichen Raumes und persönlich subjektivem Ausdruck. Gleichzeitig dient die Beschäftigung mit diesen philosophischen Annahmen der Ausbildung der Persönlichkeit als Therapeut*in.

2.3.4 Neurowissenschaften

In den vergangenen Jahren sind umfangreiche Erkenntnisse in den Neurowissenschaften gewonnen worden. Besonders durch die Entwicklung der bildgebenden Verfahren wurde es möglich, dem Gehirn bei der Arbeit zuzusehen. Für die (Körper-)Psychotherapie ist wichtig zu verstehen, dass es eine analoge Beziehung zwischen den neuronalen Strukturen und Prozessen in unserem Gehirn und dem Erleben und Verhalten gibt. Besonders Klaus Grawe (2004) hat neuronale Korrelate psychischer Störungen dargestellt und eine Möglichkeit geschaffen, Psychotherapie unter diesen Aspekten zu verstehen und zu gestalten.

Der Neurobiologe Gerald Hüther (2013) befasst sich mit dem Einfluss früher Erfahrungen auf die Hirnentwicklung sowie mit den Auswirkungen von Angst und Stress und der Bedeutung emotionaler Reaktionen. Ein Verständnis für diese Prozesse ist besonders für die Arbeit in klinischen Kontexten notwendig, um das Erleben und Verarbeiten von Trauma und Schmerz nachvollziehen zu können.

Der Neurologe Antonio Damasio (2013, 2017) beforscht die Entwicklung des menschlichen Selbstbewusstseins. Er beschreibt die unmittelbare wechselseitige Verbundenheit zwischen Körper und Gehirn. Der Körper ist das Fundament des bewussten Geistes, die Selbst-Strukturen des Gehirns sind unauflöslich an den Körper gebunden. Das elementarste Produkt des Selbstbewusstseins sind die ursprünglichen Gefühle, die für die Erfahrung des eigenen, lebendigen Körpers sorgen.

„Bewusstsein ist ein Geisteszustand, in dem man Kenntnis von der eigenen Existenz und der Existenz seiner Umgebung hat. Bewusstsein ist ein Zustand des Geistes – ohne Geist gibt es auch kein Bewusstsein. Bewusstsein ist aber auch ein ganz bestimmter Zustand des Geistes, mit einem Gespür für den Organismus, in dem der Geist arbeitet." (Damasio 2013, 169)

2.3.5 Psychoanalytische Theorien

Hans Becker (1989) hat der KBT eine erste fundierte psychoanalytische Untermauerung gegeben. Aus der praktischen klinischen Erfahrung mit den Patientinnen und Patienten konnte erstmals ein Verständnis für die erhebliche Bedeutung dieser Methode für strukturelle Schwächen und frühe Bindungsstörungen dargestellt werden.

Der Begriff der Abstinenz, die Methode von (Gegen-)Übertragung sowie Freuds Triebtheorien – als psychoanalytische Konstruktionen – sind historisch und methodisch mit der KBT verbunden. Der psychoanalytische Raum des freien Assoziierens, der Fantasie und der Träume spielt eine erhebliche Rolle in der KBT. Die Konzeptionen von Carl G. Jung (1987) in Symbolik, Archetypus und Religion sind ebenso bedeutsam wie die Charakteranalyse Wilhelm Reichs (1933). Neuere psychoanalytische Theorien schreiben die ödipale Konstellation als Schlüsselerfahrung um und entwickeln damit das Modell der konstitutionellen Geschlechtervielfalt (Laplanche 2017b; Quindeau 2008; Le Soldat 2015).

2.3.6 Objektbeziehungstheorien

Die Objektbeziehungstheorien sind eine Weiterentwicklung der psychoanalytischen Theorien. Unter diesem Begriff werden unterschiedliche Ansätze zusammengefasst, die die Bedeutung der Bindung zu einer primären Bezugsperson als grundlegend für die spätere Beziehungsgestaltung und für die Persönlichkeitsentwicklung herausstellen. Der Begriff „Objekt" bezeichnet im psychoanalytischen Sprachgebrauch einen reagierenden Partner, also eine Person, die auf die Äußerungen des Subjekts eingeht und damit eine stark gefühlsbetonte Bedeutung bekommt. Die Objektbeziehung bezeichnet die Beziehung des Subjektes zur Welt und beinhaltet auch fantasierte oder vorgestellte Komponenten (Klein 1994; Spitz 1988; Winnicott 1989; Kernberg 1992; Fonagy 2009; Bowlby 2016).

Den Objektbeziehungstheorien sind auch die Ergebnisse der Säuglingsforschung zuzuordnen, die sich vorrangig auf die Entwicklung des Selbstempfindens des Säuglings beziehen (Spitz 1985; Stern 1992). Die präverbalen Phasen benötigen eine besondere Passung zwischen den Bedürfnissen des Säuglings und der zeitnahen Befriedigung durch eine Bezugsperson. Durch die unmittelbaren Berührungen in der KBT können frühe Formen des Selbstempfindens erinnert werden.

2.3.7 KBT-Diagnostik

Die KBT verfügt über eine Gesamtdiagnostik, die KBT-spezifische Bereiche, Körperselbst/Körperphänomene und Symbolisierungsfähigkeit mit den OPD-Achsen Krankheitserleben, Beziehung, Konflikt, Struktur und Diagnostik im Sinne des ICD-10/11 und des DSM-V darstellt (DAKBT/ÖAKBT 2016).

Damit hat sich die KBT als selbstständiges körperpsychotherapeutisches Verfahren profiliert. Das diagnostische Verständnis ist besonders für die Zusammenarbeit in psychosomatisch/psychotherapeutischen Kliniken mit einem psychodynamischen Behandlungsverständnis notwendig.

In der ambulanten Therapie erfolgt auf dieser Grundlage die Behandlungsplanung.

2.3.8 Wissenschaftliche und klinische Evidenz

Der KBT liegt eine wissenschaftliche Fundierung zugrunde. Die DAKBT Forschungsgruppe hat in den vergangenen Jahrzehnten Grundlagen sowohl zur Erforschung der KBT-Methodik, als auch ihrer Wirkung geschaffen (Schreiber-Willnow 2016).

Durch den Einsatz dieser Messinstrumente in vielen Kliniken im gesamten Bundesgebiet konnte die Wirksamkeit der KBT in der stationären und ambulanten Gruppenbehandlung (Schreiber-Willnow 2010) und die katamnestische Stabilität im Körpererleben (Schreiber-Willnow/Seidler 2005) nachgewiesen werden. Negative Therapiefolgen in der KBT-Gruppentherapie wurden ebenfalls beforscht mit dem Ergebnis, dass diese Form der Behandlung im Vergleich zu anderen therapeutischen Behandlungsverfahren ein ähnliches oder sogar geringeres Ausmaß an negativen Therapiefolgen darstellt (Seidler et.al.2020).

Zudem wurde von der Forschungsgruppe ein Archiv angelegt, dass den Status quo der empirischen Forschung innerhalb der KBT darlegt. Zahlreiche Bachelor- und Masterarbeiten sind mittlerweile zur KBT entstanden (DAKBT 2021).

3 Sexualität als Thema in der Konzentrativen Bewegungstherapie

Die KBT als körperpsychotherapeutisches Verfahren stellt die Körperlichkeit des Menschen in den Mittelpunkt ihres Wirkens. Die Tatsache, dass Menschen bereits pränatal sexuelle Wesen sind, ist so trivial wie anregend verwunderlich. Sowohl die psychosexuelle Entwicklung, als auch das sexuelle Selbst-Erleben und die damit verbundenen Möglichkeiten, intime Beziehungen herzustellen, sollen anhand kontextsensibler KBT-Angebote methodisch und theoretisch dargestellt werden. Fallvignetten verdeutlichen den körperpsychotherapeutischen Prozess.

Grundlegend für die Konzentrative Bewegungstherapie sind leibphänomenologische und psychoanalytische Theorien, die unter dem Aspekt der Sexualität untersucht werden können. Innerhalb des Kollegiums der KBT-Kolleginnen und -Kollegen wird das Thema der Sexualität für die therapeutische Relevanz unterschiedlich stark gewertet.

Hans Becker (1981) widmet dem genital-sexuellen Bereich wenig Ausführungen und begründet es damit, dass die Hauptindikation der analytisch orientierten KBT darin liegt, den vorwiegend prägenital gestörten Patientinnen und Patienten einen Einstieg in den therapeutischen Prozess zu ermöglichen.

Christine Gräff (1983) hingegen hält es für falsch, die Thematik der Sexualität in den KBT-Gruppen- oder -Einzelstunden auszusparen. Sie schreibt, dass Libido, Erotik und sexuelles Empfinden in einer Methode, in der die Sinne aktiviert werden und über sie agiert wird, nicht isoliert werden können. Eine gewährende therapeutische Haltung könne das sexuelle Geschehen zulassen, das möglicherweise zuvor aus dem Empfinden verdrängt sei.

In der Konzentrativen Bewegungstherapie arbeiten wir beständig in der prozessorientierten Körperwahrnehmung, die sowohl sexuelles Erleben (re-)aktiviert, als auch die psychosexuelle Entwicklung zur Sprache bringt. Die unterschiedlichen Thematiken in der Sexualität dürfen in den KBT-Therapien nicht ausgespart bleiben. Es ist wichtig, mit den Patientinnen und Patienten gemeinsam an der sinnlichen Selbstwahrnehmung und Selbstbestimmung zu arbeiten und die sexuellen Themen anzusprechen. Dieses ermöglicht erst die Umschrift, die eine lebendige Identität fördert. Ebenso ist es für Körperpsychotherapeutinnen und -therapeuten sinnvoll, das eigene „sexuelle Skript“ zu reflektieren und sich mit Themen der sexuellen Übertragung und Gegenübertragung zu befassen. Körperkontakt und Berührung stellen in der Konzentrativen Bewegungstherapie Grenzerfahrungen dar, die intensiv und heilsam sind, weil sie vertiefte Körpererinnerungen generieren.

„Sexualität" lässt sich nur subjektiv erfassen. Das gilt analog für andere Begriffe in diesem Themenkomplex. Vermutlich spiegelt sich darin auch die Schwierigkeit wider, diese Themen in den Therapien zu artikulieren. Dennoch besteht ein wesentlicher Teil unserer körperpsychotherapeutischen Tätigkeit darin, Wahrnehmungen, Empfindungen und Gefühle zusammen mit unseren Patientinnen und Patienten in Worte zu fassen. Das gilt besonders für den Bereich der Sexualität, der damit eine Enttabuisierung erfährt.

Die veränderte psychoanalytische Sicht auf die ödipale Konstellation ermöglicht eine erweiterte Sicht auf die Geschlechtervielfalt (Laplanche 2017b; Quindeau 2008; Le Soldat 2015). Diese psychoanalytischen Theorien sind besonders wichtig für die Entwicklung des Körpergeschlechts. Sie gehen davon aus, dass sowohl die sexuelle Identität, als auch die sexuelle Orientierung in den Körper eingeschrieben werden und damit zu einem erheblichen Teil den Wünschen der primären Bezugspersonen folgen.

Durch die Tastsinneserfahrungen, die beständige sensitive Wahrnehmung und das Bewusstmachen dieser Prozesse arbeitet die KBT ins implizite Leibgedächtnis hinein (Broschmann/Fuchs 2020). Damit werden unmittelbar Erfahrungen früher (sexueller) Entwicklungen aktiviert und mit emotionalen Beziehungserfahrungen verknüpft. Im Kontext der ambulanten und stationären Behandlung mit der KBT begegnet uns das Thema der Sexualität vorrangig unter störungsspezifischen Aspekten.

In der KBT soll das aktuelle individuelle sexuelle Selbsterleben im Hinblick auf die (psychosexuelle) Entwicklung reflektiert werden. Da Sexualität unmittelbar mit Körperlichkeit verbunden ist, können in der KBT tiefe und frühe Einschreibungen und Entwicklungen reaktiviert und damit heilsam psychotherapeutisch bearbeitet werden.

3.1 Sexualität in der Leibphänomenologie

In der Konzentrativen Bewegungstherapie beziehen wir uns mit unserem anthroposophischen Verständnis auf die Leibphänomenologie. Die Schriften von Maurice Merleau-Ponty (1966), Bernhard Waldenfels (2016), Hermann Schmitz (2011), Gernot Böhme (2010) und Thomas Fuchs (2000) gehören zu den Grundlagen der Ausbildung. Unser therapeutisches Verständnis in allen Bereichen wird durchdrungen von der beständigen Auseinandersetzung mit der Dualität des Körpers als einem zur Verfügung stehenden verobjektivierbaren Gegenstand und eines subjektiven Leibes als Konstitution unseres Seins, der als solcher auch nur phänomenologisch erforscht werden kann. In diesem Kontext interessiert uns in der KBT besonders der geschichtliche Leib und damit das Körper- oder Leibgedächtnis. Über den Körper sind alle Erinnerungen und Spuren reaktivierbar, bis in den vor- und außersprachlichen Bereich hinein (Broschmann/Fuchs 2019). Diese Reaktivierung lässt sich immer wieder beobachten. Plötzliche Erinnerungen durch die Berührung eines Gegenstandes oder eines anderen Menschen, durch das Erleben des Seins im Raum und in der Gruppe können sowohl positive als auch schmerzhafte Erfahrungen reaktivieren.

> *„Leiblichkeit ist ein nicht abgrenzbarer Modus unserer Existenz. Als ein Grundphänomen ist der Leib selbst an der Konstitution aller Phänomene mitbeteiligt – als ein gemeinsamer Stil, als ihre Färbung oder ihr Hintergrund. Die elementaren Strukturen leiblicher Regungen und Empfindungen, wie sie bereits der Säugling erfährt, kehren auf allen Ebenen des Wahrnehmens, Verhaltens, Fühlens und Denkens wieder. Als leibliche Existenzialien begründen sie unsere Vertrautheit mit der Welt. Leiblichkeit ist die grundlegende Weise des menschlichen Erlebens – insofern der Leib nicht als Körperding, sondern als Zentrum räumlichen Existierens aufgefasst wird, von dem gerichtete Felder von Wahrnehmung, Bewegung, Verhalten und Beziehung zur Mitwelt ausgehen." (Fuchs 2018, 15)*

Gernot Böhme (2010) bezieht sich auf Platons Mythos vom Kugelwesen, das erst in seiner Trennung die fundamentale Erfahrung des Teilseins erfährt, welches Schmerz und Sehnsucht hinterlässt. Das Ziel sexueller Begegnung ist die Wiedererinnerung in der ursprünglichen Einheit. In der sexuellen Anziehung erfährt der Mensch sich immer nur als Teil.

Ist nach Maurice Merleau-Ponty (1974) Sexualität eine Existenzform der Geschlechtlichkeit, eine

> *„... Weise des Seins zur physischen und zwischenmenschlichen Welt überhaupt, so kann das zunächst eben sowohl bedeuten, dass der gesamte Sinn der Existenz letztlich ein sexueller ist, wie auch, dass der Sinn aller sexuellen Phänomene ein existenzieller ist" (Merleau-Ponty 1974, 190).*

Sexualität, Erotik und sexuelle Erfahrung sind eine zugängliche Bedingung des Menschseins in den allgemeinsten Momenten der Autonomie und der Abhängigkeit. Sexualität ist nicht Gegenstand eines ausdrücklichen Bewusstseinsaktes, sondern als Atmosphäre zu verstehen (Merleau-Ponty, 1974).

Bernhard Waldenfels (2016) schließt sich den Gedanken von Merleau-Ponty an, in dem er betont, dass Geschlechtlichkeit, Sexualität und Erotik allgemein menschliche Bedeutung haben und in alle Bereiche des Lebens eindringen. Sexualität ist auf andere gerichtet oder bezogen und beinhaltet damit eine spezifische Form der Interaktionalität, in der Körper auf Körper bezogen sind. Erotik hingegen kann im Sein und Verhalten eigene Strukturen generieren, die nicht unmittelbar ein Gegenüber benötigen. Löst sich die Sexualität von der Erotik ab, kann es zu einer Sexualisierung der Umwelt kommen. Zu nennen sind hier die Werbungen, in denen wenig bekleidete Frauen unzulässigerweise mit einem Produkt in Verbindung gebracht werden. In der menschlichen Sexualität muss neben den physiologischen Abläufen und den psychologischen Erlebnissen ein autonomer geistiger Zyklus von Wille und Verstand hinzukommen. Sexuelles Begehren entsteht durch das Zusammenspiel beider Ereignisse. In ihm sind geistige und animalische Kräfte aktiv. Die Gefahr der Spaltung oder der Extrembildung ist jedoch gegeben, zum Beipiel in sado-masochistischen Praktiken (Waldenfels 2016).

Bei Thomas Fuchs (2018) ist wenig Spezifisches zur Sexualität als Leibphänomen zu finden. Er beschreibt Trieb und Begehren als ein wesentliches Kennzeichen des Lebendigseins, an deren Wurzel der Mangel ein unspezifisches Erlebnis leiblicher Spannung oder Unausgeglichenheit erzeugt. Er unterteilt die Triebe – in denen der Sexualtrieb als einer von vielen genannt ist – in einverleibend-rezeptive und entgrenzend-expansive Triebe. „Der Sexualtrieb enthält offensichtlich beide Momente in sich, was seinen ebenso grundlegenden wie polymorphen Charakter ausmacht“ (Fuchs 2018, 192).

Hermann Schmitz (2011) entwirft den „Leib“ im Kontext einer reflexionslogischen Philosophie, in der er zwischen dem lebendigen Leib in seinem Lebensvollzug, mit all seinen Regungen und Haltungen auf der einen Seite, und dem Körper als feste zusammenhängende Masse, die zu begreifen und zu ertasten ist, auf der anderen Seite unterscheidet. Sexualität als Phänomen geschlechtlicher Ekstase beschreibt er in der leiblichen Dynamik von Weitung, Engung sowie Entladung im Orgasmus, in denen das Erleben des Leibzerfalls durch Inselbildung vollzogen wird (Schmitz 2011).

Ute Gahlings (2016) hingegen befasst sich ausführlich mit dem Thema Sexualität in der Phänomenologie der weiblichen Leiberfahrung in ihrer überaus lesenswerten Habilitationsschrift. Sie hebt die Thematik des weiblichen Geschlechtsleibes hervor und unterscheidet zwischen dem sicht- und tastbaren Körper und dem gespürten Leib.

Ihre Unterscheidung in Geschlechtskörper und Geschlechtsleib gibt für die therapeutische Arbeit in der KBT wichtige Impulse. In der therapeutischen Arbeit befassen wir uns mit mit den Erfahrungen und Erinnerungen des Geschlechtsleibes in seiner subjektiven Form, z.B. während der Schwangerschaft oder der Stillzeit. Kulturell-religiöse Rituale während der Menstruation hinterlassen Leiberfahrungen, aber auch schmerzhafte Erlebnisse wie sexuelle Übergriffe oder gar Vergewaltigungen. Der Geschlechtskörper beschreibt das biologische Geschlecht und die äußere Form. Die Zugangsweise ist die Sicht- und Tastbarkeit. Der Geschlechtsleib ist das, was in der jeweiligen Gegend des Leibes gespürt wird – Erfahrungsweisen, die sich am Leib oder an Leibinseln anspüren lassen. Die Zugangsweise ist das Spüren und Erleben, die subjektive Betroffenheit. Gahlings unterteilt die Leibesinseln des weiblichen Geschlechtes in Brust, genitale Zone und Unterleib und beschreibt zusätzlich die Wechselbezügigkeit untereinander. Wechselbezügigkeit beschreibt hier, dass etwa die Brust reagiert, wenn die genitale Zone stimuliert wird. Zudem wendet Gahlings sich den Erfahrungen des flüssigen, festen und gefüllten Leibes zu. Erfahrungen des flüssigen Leibes sind z.B. bei Frauen die Menstruation oder die Genitalflüssigkeit im Geschlechtsverkehr. Zur Sexualität unterscheidet Gahlings zwischen dem sexuellen Begehren, das sich am Leib regt, und der praktizierten Sexualität, also dem Ausführen sexueller Handlungen (Gahlings 2016).

3.2 Psychoanalytische Modelle der sexuellen Entwicklung

An dieser Stelle werden grundlegende psychoanalytische Modelle der sexuellen Entwicklung angeführt, die theoretisch und konzeptionell in der Konzentrativen Bewegungstherapie Relevanz haben.

3.2.1 Sigmund Freud: Triebmodell, konstitutionelle Bisexualität und psychosexuelle Entwicklung

Triebmodell

Freuds Triebmodell (Freud 1905) basiert auf den beiden Facetten Sexualität und Destruktivität. Dem Trieb gehört das Konstante oder eine kontinuierliche Kraft an, die Beständigkeit hat und sich damit von Instinkten, Motiven oder Wünschen abgrenzt (Storck 2018a). Das „Triebschicksal“ ist der mächtigste Organisator für die Entstehung und Selbstkategorisierung von Weiblichkeit und Männlichkeit (Freud 1905).

Freud hat seine Konzepte der Triebtheorie in der Auseinandersetzung zur menschlichen Sexualität vielfach überarbeitet. Er stellte jedoch als grundlegenden Sachverhalt heraus, dass das Begehren von Grund auf konflikthaft angelegt und dem Bewusstsein weitgehend entzogen ist (Quindeau 2014).

Der Trieb kann auch als psychosomatisches Konzept gelesen werden. Sinnliche Berührungserfahrungen haben bereits in den frühen Entwicklungsphasen beruhigende und stimulierende Wirkungen. Von Beginn des Lebens werden psychische Repräsentanzen ausgebildet, die ihre Grundlage darin haben, auf welche zärtlich-liebevolle Weise der Körper berührt wird.

> *„Das bedeutet: Das Triebkonzept als Grenzbegriff zwischen Psychischem und Somatischem gibt Antwort darauf, warum wir (reflexives) Bewusstsein haben, warum wir etwas erleben. In dieser Sicht hat es eine Bedeutung für die Sicht auf psychische Konflikte und Motive." (Storck 2018a, 133)*

In diesem Sinne bildet die psychoanalytische Triebtheorie die Grundlage für die KBT besonders im Hinblick auf sinnliche Angebote der (Selbst-)Berührung. Dieses beginnt mit dem einfachen Angebot, die beiden Hände in gewohnter und vertrauter Form zueinander in Kontakt zu bringen. Dabei können Fragen gestellt werden, wie z.B. „Wie gehen Sie mit Kraft und Zärtlichkeit um?", „Gibt es Körperbereiche oder Körperstellen, an denen sich Ihre Hände vertraut anfühlen?" oder „Gibt es Körperstellen, die nur selten mit Ihren Händen in Kontakt sind?". Die bewusste und sinnliche Selbstwahrnehmung des eigenen Körpers fördert die Verbindung zwischen Körper und Psyche in einem reflexiven Bewusstsein.

Konstitutionelle Bisexualität

Freud (1905) geht davon aus, dass jeder Mensch grundsätzlich bisexuell konstituiert ist. Der Mensch trägt von Beginn an „aktiv-männliche" und „passiv-weibliche" Potentiale in sich. Die Ausrichtung der sexuellen Orientierung ist nicht an das biologische Geschlecht gebunden, sondern das Ergebnis einer psychischen Entwicklung, die durch Identifikationen, Verdrängungen und Fantasien geprägt werden.

> *„Der Psychoanalyse erscheint vielmehr die Unabhängigkeit der Objektwahl vom Geschlecht des Objektes, die gleich freie Verfügung über männliche und weibliche Objekte, wie sie im Kindesalter, in primitiven Zuständen und frühhistorischen Zeiten zu beobachten ist, als das Ursprüngliche…" (Freud 1905, S.48)*

Jeder Mensch hat unbewusste Vorstellungen davon, im Besitz beider Geschlechtsorgane zu sein, Anlagen für männliches und weibliches Verhalten in sich zu tragen, aktive und passive Wünsche an Liebesobjekte zu hegen und eine Bereitschaft zu haben, sowohl heterosexuell als auch homosexuell zu begehren (Ermann 2019a).

Psychosexuelle Phasenlehre (Freud/Mertens)

Freuds psychosexuelle Phasenlehre orientiert sich an den jeweiligen erogenen Zonen der oralen, analen und phallischen Körperregionen. Eine erogene Zone ist eine „Haut- oder Schleimhautstelle, an der Reizungen von gewisser Art eine Lustempfindung von bestimmter Qualität hervorrufen“ (Freud 1905, 85).

Der Begriff des Autoerotismus beschreibt die Entdeckung des eigenen Sexualtriebes, der der Selbst-Objekt-Differenzierung dient und von dem die Wahl einer fremden Person als Liebesobjekt ausgeht (Storck 2018b).

Die infantile Sexualität ist von der Sexualität erwachsener Menschen zu unterscheiden. Sie befasst sich mit der sexuellen Entwicklung von Kindern, nicht mit der gelebten Sexualität reifer erwachsener Körper.

Dennoch ist die Verbindung zwischen früher Kindheit und erwachsener Sexualität offensichtlich. Die Art der Gestaltung sexueller Begegnungen (streicheln, küssen, umarmen, kitzeln, Kosewörter und Babysprache) deuten auf den Ursprung früher Eltern-Kind-Erfahrungen hin. In erwachsener sexueller Intimität werden Gefühle von Sicherheit und der Wunsch nach Geborgenheit und Einheit reaktiviert. Bindungsbedürfnisse sind sowohl zentrale Aspekte für emotionale Anteilnahme, als auch Grundlage zur Ausbildung der psychosexuellen Identität, für erotische Fantasien und für Intimität (Target 2019).

Die psychosexuellen Entwicklungsphasen folgen nicht abgeschlossen aufeinander, sondern setzen sich in gesunden förderlichen Entwicklungen stetig fort. Relevanz haben sie in der Therapie durch Fixierungen in einzelnen Phasen.

Mertens (1994) beschreibt in Anlehnung an Freud und in theoretischer Ergänzung ein sinnlich-sexuelles Motivationssystem, dass entsprechend der kindlichen Entwicklung kontinuierlich voranschreitet. Mit dem Begriff der „Sexualität“ werden Phänomene von Sinnlichkeit, Lust, Begehren, Zärtlichkeit, Leidenschaft, Affektivität und Erotik zusammengefasst.

Körperempfindungen werden hauptsächlich an den psychosexuellen Erfahrungen festgemacht, die mit der oralen Erfahrungswelt beginnen: riechen, schmecken, spüren, gehalten und gewiegt werden. Psychische Vorgänge sind an Leiblichkeit gebunden. Körperlichkeit ist für die Subjektwerdung eine zentrale Dimension.

„Bei der Erörterung der Dimension Körperempfindungen und psychosexuelle Erfahrungen ist also von den körperlich genitalen Empfindungen, von körpernahen Phantasien und ganz allgemein von körperbezogenen Phänomenen, die zwischen Eltern und Kind, aber auch zwischen den Eltern vom Kind erfahren werden, auszugehen. Der Aufbau eines differenzierten Körperbildes kommt bei Mädchen und Jungen durch orale, anale, urethrale, klitoridal-vaginale bzw. phallisch-genitale Erfahrungen im Rahmen der Interaktion mit Mutter und Vater zustande." (Mertens 1994, 31)

In Anlehnung an die Objektbeziehungstheorien darf davon ausgegangen werden, dass zunächst sensomotorische Erfahrungen via interozeptiver, sensorisch-perzeptiver, taktiler Erfahrungen den Kristallisationspunkt des geschlechtsspezifischen körperlichen Selbsterlebens bilden, bevor sprachliche Symbolisierung zur Konstanz der Selbstrepräsentanz und Identitätsvorstellung wird. Wesentliche Bereiche des sexuellen (Selbst-)Erlebens sind in unbewussten Prozessen zwischen den Eltern und dem Kind angelegt. Dabei spielt die Einstellung der Mutter zu sich selbst und ihrer Weiblichkeit, die Einstellung des Vaters zu sich selbst und seiner Männlichkeit ebenso eine Rolle, wie die Einstellung der Eltern zur Weiblichkeit der Tochter und zur Männlichkeit des Sohnes. Erwartungen, Gefühle, Fantasien und Stimmungen sind oft schon vor der Geburt mit dem Geschlecht des Kindes verbunden. Die Identifizierung ist ein Vorgang, der die psychische Organisation eines Kindes nachhaltig ändert. Die Selbstrepräsentanz erweitert sich um die Anteile der Objektrepräsentanz der Identifikationsfigur. Identifizierungen sind mit beiden Elternteilen notwendig, zur Integration von weiblichen und männlichen Anteilen, zur Ablösung vom gleichgeschlechtlichen Elternteil und zum Umgang mit den gegengeschlechtlichen Aspekten. Mertens bleibt hier geschlechterbinär verhaftet (Mertens 1994).
Im Folgenden werden die Stufen der psychosexuellen Entwicklung nach Mertens (1994) beschrieben.

1. Lebensjahr: Orale Phase: Die erste Trennungs- und Individuationsphase ist die Differenzierungsphase mit der Entwicklung des Körperschemas. Das Explorieren – die Lust auf neue Erfahrungen – hängt sehr mit dem Vertrauen und der Verfügbarkeit der Mutter zusammen. Es entwickelt sich ein Gefühl des eigenen Selbst. Das „körperliche Handlungsgedächtnis", in dem die sensomotorischen und affektiven Erfahrungen gespeichert werden, ist im ersten Lebensjahr besonders wichtig. Diese Phase ist geprägt durch die entwicklungsspezifischen Interaktionen der Nahrungsaufnahme. Der Stillvorgang, das Füttern, die Entdeckung der Mundhöhle mit der Zunge, das Erkunden der Welt mit dem Mund, erste brabbelnde und lallende Töne … Die erogenen Zonen sind die Lippen, die

Zunge und die Mundschleimhäute, verbunden mit den psychischen Themen des Aufnehmens und „In-sich-Haltens".

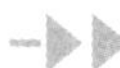

KBT-Angebot: Mundraum

1. Bitte nehmen Sie das Öffnen und Schließen des Mundes wahr. [Pause] Spüren Sie beim Öffnen des Mundes, wie sich die Kiefergelenke bewegen, versuchen Sie die Zahnreihen in unterschiedlichen Qualitäten zu schließen und zu öffnen. Nehmen Sie wahr, wie sich die Lippen voneinander lösen und sich wieder berühren. [Pause] Bemerken Sie, wie die Zunge in der Mundhöhle ruht. Sie können mit der Zunge auch den gesamten Mundraum ertasten. [Pause] Suchen Sie nach einer Form, wie Sie den gesamten Mundraum entspannt und gelöst wahrnehmen können. Können Sie Feuchtigkeit und Wärme spüren? Vielleicht nehmen Sie auch Ihren Schluckreflex wahr.
2. Bitte bemerken Sie, wie Sie durch den Mund ein- und ausatmen können.
3. Versuchen Sie mit Mund und Lippen verschiedene Formen auszuprobieren und achten Sie dabei auch auf Ihre Gesichtsmuskulatur.
4. Welche Geräusche können Sie mit Zähnen und durch die Lippen entstehen lassen?

Theoretisch-methodische Reflexion

- **Verbale Bearbeitung:** Diese ist in dem Angebot des „Mundraumes" in zweifacher Weise bedeutsam. Zum einen, weil die frühen Erfahrungen der Nahrungsaufnahme und der Erkundung der Welt durch den Mundraum geschehen, zum anderen, weil sich die Worte durch das Öffnen des Mundes formen. Die verbale Kommunikation kommt aus dem Mund.
- **Libidinöse Besetzung des Mundraumes:** Durch das bewusste und selbstbestimmte Erkunden des Mundraumes kann eine libidinöse „Neubesetzung" erfolgen. Öffnen und Schließen, Aufnehmen und Verweigern, das Oszillieren von Innen und Außen wahrnehmen. Dieses ist für alle Formen von Essstörungen bedeutsam. Die Verweigerung der Nahrungsaufnahme in der Anorexia nervosa; das unkontrollierte Verschlingen von Nahrung in der Binge-Eating-Störung und in der Bulimia nervosa, die (teilweise) kompensatorisch mit Erbrechen erfolgt, sowie bei den Schluckstörungen (Dysphagie).

- **Verbindung zu (sinnlich) sexuellen Erfahrungen:** Der Mund ist als erogene Zone mit sexuellen Erfahrungen verbunden. Haut und Schleimhaut sind mit besonders vielen Rezeptoren besetzt. Eine Sensibilisierung fördert die Sinnlichkeit. Gleichzeitig besteht in diesem Angebot die Gefahr und/oder die Möglichkeit, dass orale körperliche und sexuelle Traumatisierungen reaktiviert werden, die dann einer Bearbeitung bedürfen.
- **Körperhöhlen:** Diese bieten die Möglichkeit, etwas zu verbergen oder zu verschließen. Das betrifft nicht nur die Mundhöhle, sondern auch z.B. die Augenhöhlen und die Achselhöhlen.

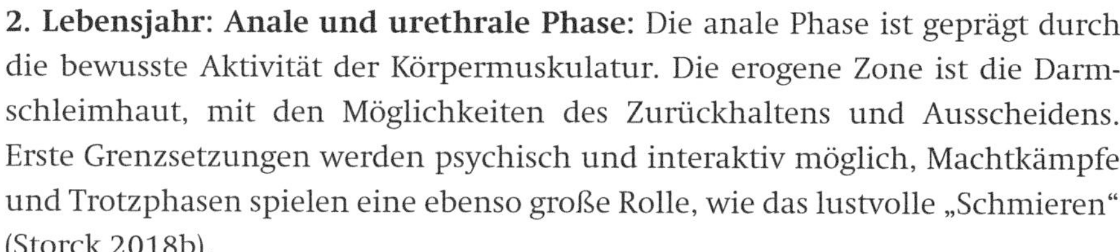

2. Lebensjahr: Anale und urethrale Phase: Die anale Phase ist geprägt durch die bewusste Aktivität der Körpermuskulatur. Die erogene Zone ist die Darmschleimhaut, mit den Möglichkeiten des Zurückhaltens und Ausscheidens. Erste Grenzsetzungen werden psychisch und interaktiv möglich, Machtkämpfe und Trotzphasen spielen eine ebenso große Rolle, wie das lustvolle „Schmieren" (Storck 2018b).

Mertens (1994) spricht hier schon von einer frühen genitalen Phase. Es ist die „Übungsphase" in der das Kind mehr und mehr Kontrolle über die körperlichen Funktionen gewinnt. Es gibt eine Verliebtheit in die Welt, in die eigene Größe und Allmacht – ein erstes Erleben einer von der Mutter getrennten Existenz. Die Fähigkeit zum symbolischen Spiel und zum vorbegrifflich symbolischen Denken (Piaget 1947) beginnt zwischen dem 15. und 18. Lebensmonat. Im zweiten Lebensjahr beginnen die Entwicklung der Sprache und die Erkenntnis, dass ein anderer Mensch „mich" erkennen kann. Damit beginnt der Umgang mit besitzanzeigenden Fürwörtern. Die Kern-Geschlechtsidentität wird eingeordnet. In der Subphase der Wiederannäherung mit der Erkenntnis der Abhängigkeit von der Mutter und der Angst vor Liebesverlust entwickelt sich nun auch eine erste Geschlechtsrollen-Identität.

KBT-spezifisch geht es in dieser Phase um die Themen „Festhalten – Loslassen", „Widerstand – Hingabe", „Ordnung – Fließendes" etc. Für Patientinnen und Patienten mit einer somatoformen Darmproblematik sind KBT-Angebote der Nachreifung zu dieser Entwicklungsthematik wichtig.

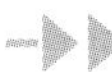

KBT-Angebot: Nüsse

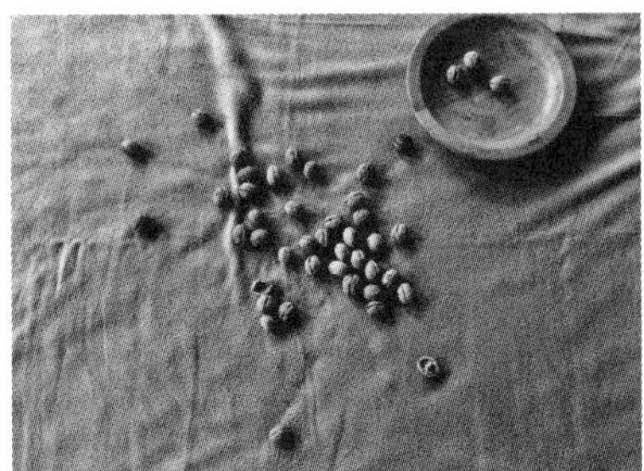

Abb. 1: Walnüsse

1. Nehmen Sie sich eine Handvoll Nüsse und spüren, wie diese sich in Ihrer Hand/Ihren Händen anfühlt, welche Möglichkeiten der Wahrnehmung es gibt (wie viel Nüsse passen in eine Hand, wie passen die Nüsse in die Zwischenräume der Finger, welche Geräusche entstehen, wie spielerisch können Sie mit den Nüssen umgehen)?
2. Haben Sie Kindheitserfahrungen gemacht, an die Sie sich erinnert fühlen?
3. Welche Strukturen können Ihre Hände ertasten, begreifen?
4. Was sagen die Nüsse über Ihre Hand aus? Können Sie zart tasten, streicheln und kräftig zupacken? Haben Sie große oder kleine Hände? Gibt es Unterschiede in den Empfindungen der Fingerspitzen, Handinnenflächen oder des Handrückens?
5. Nun nehmen Sie eine Nuss in eine Hand und schließen die Hand so fest Sie können. Wie können Sie die Anspannung in Ihrer Hand, in Ihrem Arm, im Rücken bis hinunter in die Beine spüren? Und dann lösen Sie langsam die Anspannung und geben der Entspannung Raum. Können Sie entspannen, ohne zu erschlaffen? Bitte probieren Sie das noch ein weiteres Mal. Dann versuchen Sie es mit der anderen Hand. Gibt es Unterschiede in den beiden Körperseiten oder fühlt es sich gleich an? Wie ist es, wenn eine Hand angespannt ist und die andere locker, ist das (überhaupt) möglich?
6. Nun versuchen Sie die Hand so weit zu öffnen, dass die Nuss zu Boden fallen kann, und spüren Sie dem nach. Sie können ein wenig mit dem Festhalten und Loslassen experimentieren.
7. Falls Sie mögen, können Sie sich mit dem Fuß auf eine Nuss stellen und einmal spüren, wie sich diese unter Ihren Füßen anfühlt. Wo ist der Punkt, an dem die Nussschale zerbrechen wird, lässt sich das spüren? Sie können entscheiden, ob Sie ausprobieren möchten, wie es sich anfühlt, wenn Sie die Kraft erhöhen und die Nuss zerbricht. Achten Sie genau auf diesen Prozess.
8. Nehmen Sie nun noch einmal die Nuss oder die Teile der Nuss in die Hand, bevor Sie sie zurücklegen.
9. Wie waren diese Erfahrungen für Sie?

Theoretisch-methodische Reflexion

- Themen wie Halten und Loslassen; Anspannung und Entspannung; Dosierung von Kraft; Impulswahrnehmung und Regulierung können in diesem KBT-Angebot körperlich erfahren werden.
- Sinnliche Selbstwahrnehmung wird mit biografischen Erinnerungen verknüpft. Dieses fördert einen Identitätsprozess.
- Halten und Loslassen wird mit der Thematik der „Aggression" verbunden, die ebenfalls in der analen Phase begründet ist.
- Dieses Angebot kann auch als Partnerangebot konzipiert werden: Die Faust schließen, der Partner oder die Partnerin versucht, diese zu öffnen, Widerstand und/oder die bewusste Entscheidung zur Öffnung können erlebt werden.

3. und 4. Lebensjahr: Präödipale genitale Phase: Das Kind wird fähig, mit verinnerlichten symbolischen Repräsentanzen zu operieren. Vorstellungs- und Denkakte werden damit unabhängiger von der realen Anwesenheit der Dinge oder Personen. Die magischen Elemente kindlicher Fantasien sind Bestandteile der kindlichen Weltauffassung. Das Erringen von Individualität und das Erlangen emotionaler Objektkonstanz führen zu Selbstgefühl und Identitätserleben. Phallisch-narzisstisch stehen die Genitalien im Dienst exhibitionistischer Zwecke. Sexuelle Wünsche innerhalb einer triangulieren Beziehung sehen die dritte Person als Rivalin und Rivalen.

BEISPIEL

KBT-Kasuistik: Die Patientin, die sich zwei Gymnastikbälle in den Pullover steckte

Die KBT-Stunde begann mit freiem Experimentieren mit Gymnastikbällen. Nach anfänglichem Zögern entstand eine spielerisch anregende Atmosphäre. Die Bälle wurden geprellt oder an die Wand geworfen. Einige Patientinnen und Patienten probierten ihre Kraft aus. Bald nahmen sie Kontakt zueinander auf, warfen oder schossen sich die Bälle zu oder versuchten sich die Bälle abzunehmen. Es zeigte sich eine energetische Gruppenatmosphäre, in der Lust am Spiel und Koordinationsfähigkeiten sichtbar wurden.

Eine Patientin stand am Rande und beobachtete die Szene, beteiligte sich aber nicht an den lebendigen Aktivitäten. Dann nahm sie zwei Gymnastikbälle und steckte sie sich in ihren Pullover in Höhe ihrer Brüste und fragte in die Gruppe: „Na, das ist mal ein Vorbau, da könnt ihr neidisch werden …“ Die Aufmerksamkeit richtete sich auf sie. Einige Gruppenteilnehmer*innen konnotierten diese angedeuteten großen Brüste mit anerkennenden Worten, andere schauten irritiert und beschämt zur Seite oder versuchten, die Szene auszublenden. Ich schenkte der Szene Aufmerksamkeit und fragte sie, wie sie sich mit den angedeuteten großen Brüsten fühle. Umgehend nahm sie die Bälle aus dem Pullover: „Das war doch nur zum Spaß …“

Leider war diese Szene mit ihr in der Gruppe nicht weiter zu besprechen. Durch die Bälle im Pullover stand sie plötzlich im Mittelpunkt und bekam Aufmerksamkeit, die sie auf diese sexualisierte Weise einforderte. Das anregende lebendige Gruppenerleben ermöglichte ihr, sich so zu zeigen. Mit meiner Ansprache signalisierte ich ihr, dass ich sie sehe, mit ihren Fantasien und/oder Wünschen, und ich mich für sie interessiere. Damit war der „Zauber“ gebrochen. Anschließend nahm sie mit den Bällen spielerischen Kontakt mit den anderen Patientinnen und Patienten auf.

In dieser Szene spiegelte sich der biografische Hintergrund wider. Die Patientin erfuhr in der Kindheit und Jugend sexuelle Gewalt durch ihren Stiefvater, der im 4. Lebensjahr der Patientin in die Familie kam. Die Mutter wusste davon, bot keinen Schutz, „wollte nicht hinsehen“. Das sexuelle Kokettieren wurde nicht als Teil ihrer altersangemessenen sexuellen Entwicklung gesehen und gespiegelt, sondern als sexuelle Aufforderung seitens des Stiefvaters missbräuchlich genutzt. Die sexuelle Gewalt durch den Stiefvater erlebte sie teils als Normalität, teils als Anerkennung und „Triumph“ über die Mutter.

In meiner mütterlichen/therapeutischen Gegenübertragung wollte ich nicht wegsehen, sondern ihr signalisieren, dass ich ihre sexuelle Darstellung spielerisch – und nicht als Provokation – aufnehmen kann. Dennoch gestaltete sich die körperpsychotherapeutische Arbeit mit ihr – in der Kürze der stationären Zeit von 8 Wochen – schwierig. Die Pole von Verführung und Zurückweisung bestimmten ihre Beziehungsgestaltung. Die sexuelle Gewalt durch den Stiefvater ist ein Teil der Traumatisierung; der mütterliche Verrat – wie bei vielen innerhalb der Familie sexuell traumatisierten Patientinnen und Patienten – eine ebenso tiefe Wunde, die immer wieder szenisch dargestellt wird. Ein langer therapeutischer Weg lag vor ihr, der hoffentlich zur Heilung des zweifachen, des so schmerzlichen und irritierenden Missbrauchs führt.

5. und 6. Lebensjahr: Ödipale Phase: Diese Phase der psychosexuellen Entwicklung ist bei Freud in das 5.–6. Lebensjahr verlegt. In dieser Phase geht es um den Umgang mit Konflikten, Macht und Ohnmacht, Wirkmacht, Potenz und deren Grenzen im Kontext interpsychischer Themen. Dabei kommt dem erweiterten Begriff der Psychosexualität in der Psychoanalyse Bedeutung zu, der alle Betätigungen zärtlicher Gefühle miteinschließt und mit dem Wort „lieben" beschrieben werden kann (Mertens 1994).

Die ursprüngliche Aussage „sexuell sei alles, was sich in der Absicht der Lustgewinnung mit dem Körper, speziell den Geschlechtsteilen und im letzten Sinne auf die Vereinigung der Genitalien und die Ausführung des Geschlechtsaktes hinzielt" (Mertens 1994, 15f.), fand damit eine entscheidende Erweiterung. Diese Begriffserweiterung hat Freud auch den Vorwurf der „Unschärfe" eingebracht. In der phallisch-ödipalen Phase konkurriert das Kind sowohl mit dem gleichgeschlechtlichen Elternteil um den gegengeschlechtlichen, als auch umgekehrt. Die dadurch entstehenden Strebungen bilden aus psychoanalytischer Sicht die Grundlage für unbewusste psychische Konflikte. Der Ausweg aus diesem ödipalen Konflikt ist nach Freud die Identifizierung mit einem Elternteil, um die Liebe des anderen zu bekommen.

Das Kind entwickelt ein vorbegrifflich-anschauliches Denken, in dem eine zunehmende Verbegrifflichung stattfindet, die aber noch eng an die Anschauung gebunden ist. Das Kind meint, die eigene Sichtweise sei die einzig richtige. Die Realisierung des Kindes, dass die Eltern eine sexuell erfüllte Beziehung haben, in der das Kind nicht im Mittelpunkt steht, ist aus psychoanalytischer Sicht das konstituierende Merkmal der ödipalen Triangulierung. Gefühle von Ausschluss, Rivalität und Neid müssen ausgehalten und ausgehandelt werden. Eine gelungene Bewältigung des Ödipuskomplexes korreliert in späteren Jahren mit der erreichten Geschlechtsidentität, eine unzureichende Bewältigung wohl eher mit dem Festhalten an Stereotypen der Geschlechtsrollen (Mertens 1994).

In den modernen Auffassungen von Ödipalität geht es um Prozesse, in denen das Kind erfährt, dass es Beziehungen gibt, von denen es (partiell) ausgeschlossen ist. In der Erweiterung sind diese nicht auf die Kernfamilie, sondern auf die generelle Unterschiedlichkeit zwischen den Generationen, Geschlechtern und Beziehungen von mehr als zwei Personen bezogen. In der phallisch-ödipalen Phase geht es somit um die Auseinandersetzung mit der eigenen Wirkmacht und deren Grenzen, aber auch um die Auseinandersetzung und Akzeptanz des

Geflechtes von Beziehungen. Menschen, mit denen man in Beziehung steht, können auch untereinander in Beziehung stehen.

Störungen in dieser Phase äußern sich darin, dass komplexe Beziehungskonstellationen kaum auszuhalten sind und immer wieder dyadische Konstrukte bevorzugt werden.

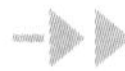

KBT-Angebot: Triangulierung

Erste Variante: Drei Menschen gehen miteinander.

- Finden Sie sich bitte zu dritt zusammen.
- Gehen Sie zusammen durch den Raum und versuchen Sie wahrzunehmen, was Sie gerade erleben.
- Welches Tempo gehen Sie ? Entspricht es Ihrem eigenen Tempo oder passen Sie sich an?
- Wie ist die jeweilige Nähe und Distanz zu den anderen beiden Personen?
- Bitte wechseln Sie die Positionen, so dass Sie sowohl rechts und links außen, als auch die Position in der Mitte erleben können.
- Bleiben Sie nun stehen und nehmen Sie wahr, in welcher Position Sie sich gerade befinden. Ist Ihnen diese Position vertraut? Welche biografischen oder aktuellen Beziehungskonstellationen verbinden Sie damit?

Zweite Variante: Zwei Menschen nehmen eine dritte Person in ihre Mitte.

- Bitte finden Sie sich zu dritt zusammen.
- Sie – als Person in der Mitte – schließen bitte die Augen, falls Sie können.
- Die beiden anderen Personen „führen“ die Person in der Mitte durch den Raum.
- Sie können vorab miteinander absprechen, wie Sie führen möchten, bzw. wie Sie geführt werden möchten. Soll es direkten Körperkontakt geben oder soll die Führung mit Unterstützung eines Gegenstandes geschehen, z.B. durch einen Holzstab oder ein Tuch?
- Wie erleben Sie als Person in der Mitte das „geführt werden“?
- Welche Körpersensationen (Temperatur, Herzschlag, Atmung...) bemerken Sie? Welche Affekte stellen sich ein? Wie nehmen Sie die Qualität der Führung wahr?
- Welche Wahrnehmung haben die Führenden zueinander? Gelingt das gemeinsame Führen?
- Wie nehmen Sie die Person in der Mitte wahr?

- Bleiben Sie nun stehen! Spüren Sie der Wirkung nach, bevor Sie die Rollen tauschen.

Dritte Variante: Zwei Menschen bewegen eine dritte Person in der Mitte.

- Bitte finden Sie sich zu dritt zusammen.
- Zwei Personen nehmen jeweils einen Arm der Person, die sich in der Mitte befindet und bewegen diesen. (Sollte ein direkter Körperkontakt schwierig sein, können die Arme auch mit Hilfe von Tüchern bewegt werden.)
- Wie bewegen Sie – als die aktiven Personen – den Arm? Sind Sie (auf nonverbale Weise) in Kontakt und/oder in Kooperation mit der zweiten bewegenden Person ? Wie nehmen Sie die Person wahr, die Sie bewegen?
- Bitte finden Sie ein gutes Ende, in dem Sie den Arm sorgsam an die Person „zurückgeben".
- Spüren Sie der Wirkung nach, bevor Sie die Rollen tauschen.

Theoretisch-methodische Reflexion

Diese körpernahen Angebote zielen auf eine Übertragung im direkten Beziehungserleben ab und unterscheiden sich somit von den spielerischen Angeboten zu dritt, die durchaus auch geschwisterlichen oder freundschaftlichen Charakter haben können.

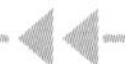

BEISPIEL

KBT-Kasuistik: Das Kind in der Mitte

Ein Patient wurde mit geschlossenen Augen von zwei Personen (je eine am rechten und linken Arm) durch den Raum geführt. Nach einer Weile blieb er steif stehen, öffnete die Augen; er wurde blass und die Tränen liefen – „Das war wie mit Mama und Papa, jeder hat mich in eine Richtung gezogen, ich wusste nicht wohin, aber niemals ging es um mich..."

Der Patient erinnerte sich an die Trennung der Eltern in seinem 5. – 6. Lebensjahr. Es kam zu Streitigkeiten zwischen den Eltern, hinsichtlich des Sorge- und Umgangsrechtes des Patienten, die auch mit einer Verweigerung der Übergabe des Kindes an das jeweils andere Elternteil verbunden waren. Zum Teil wurde das Kind leibhaftig hin- und hergerissen. In diesem KBT-Angebot wurde der Schmerz, der damit verbunden war, wieder erlebt. Diese Lebensphase konnte in der Einzeltherapie vertieft werden.

In der KBT-Stunde griffen die beiden Mitpatientinnen und Mitpatienten seine Aussage auf. Sie experimentierten damit, dass sie Absprachen über Tempo, Rhythmus und Richtung trafen. In kurzen Abständen befragten sie den Patienten, wie es ihm in ihrer Mitte gehe und ob er Wünsche zur Veränderung habe und äußern könne. Durch den affektiven Ausdruck wurde allen drei Patientinnen und Patienten die Verbindung zur Körpererinnerung und damit zur biografischen Bedeutung der KBT-Angebote bewusst. Der zunächst spielerisch experimentelle Umgang miteinander in der Triade wandelte sich in eine Ernsthaftigkeit im Umgang miteinander. So wurde für den Patienten eine leiblich-korrigierende Erfahrung möglich, durch die ihm auch die Bedeutung der Rolle als führend-verantwortlicher Elternteil und die damit verbundenen Absprachen bewusst wurde.

7. bis 10. Lebensjahr: Die Latenzzeit – ab dem 7.–8. Lebensjahr – schafft Beruhigung vor der Pubertät, die dann den Übergang zur genitalen sexuellen Reife bildet. Die Vorstellung, dass gegengeschlechtliche Partner*innen durch Penetration die Möglichkeit der Fortpflanzungsfunktion erlangen, ist normativ zu verstehen. Es gibt in Freuds Verständnis der erwachsenen genitalen Sexualität ebenso Oralität, Analität, Homo- und Heterosexualität (Freud 1940).

Die Latenz ist die „Ruhe vor dem Sturm" der Pubertät und birgt eine vorübergehend stabile Identität. Zärtliche Gefühle und moralische Einstellungen nehmen zu. Die kognitiven Fähigkeiten ermöglichen neue Anpassungsvorgänge und Erlauben die Unterdrückung und Kontrolle von Triebimpulsen und die Aufschiebung von triebhaften Handlungen. Es kommt zu einer Erweiterung der Ich-Interessen, der Intelligenz und des Einfühlungsvermögens sowie der Fähigkeit der Perspektivenübernahme. Die Identifizierung des Jungen mit dem Vater festigt sich. Neid und Rivalitätsgefühle beiden Eltern gegenüber finden eine gelungene Entwicklung. Es kommt zu einer „selbstobjekthaften" Beziehung zur Mutter (versus bedürfnisbefriedigender Beziehung); insgesamt zu einer Höherentwicklung des Objektbeziehungsniveaus und der Affektregulierung. Die Mutter wird als sexuelle Partnerin des Vaters anerkannt. Bei Mädchen besteht wegen der stärker konsolidierten Kerngeschlechts- und Geschlechtsrollen-Identität und wegen des Wegfalls einer spezifischen ödipalen Kastrationsangst nicht die Notwendigkeit auf Verzicht ödipaler Strebungen. Mädchen können an der Liebe zum Vater in der Fantasie und der Realität festhalten (sofern das Mädchen einen liebevollen und psychisch präsenten Vater antrifft), der die erotische Ausstrahlung seiner Tochter anerkennt, ohne sie sexualisieren zu müssen. Zur Mutter können Liebesverlustängste und Schuldgefühle ausgeprägt sein (Mertens 1994).

11. bis 25. Lebensjahr: Adoleszenz: Die Adoleszenz umfasst in verschiedenen Abschnitten die Altersspannen vom 11.–25. Lebensjahr.

In der Adoleszenz sind viele komplexe Aufgaben zu bewältigen. Sie beinhalten die Integration des sich rapide verändernden Körperbildes – einschließlich der Genitalien, die tendenzielle Auflösung der kindlichen Bindungen an die elterlichen Bezugspersonen, die Entidealisierung elterlicher Werte und Normen, das Finden eines Liebespartners, die Integration der aus verschiedenen Entwicklungsphasen stammenden Selbstaspekte in eine stabile Identität, die Anerkennung der Realitätsgrenzen, die Suche nach dem Sinn des Lebens und die (kritische) Einstellung zu etablierten Rollen- und Wertvorstellungen. In der Adoleszenz geht es in der psychosexuellen Entwicklung um den Verlust des (weiblichen und männlichen) kindlichen Körpers, angesichts des Wachstums und der Reifung sekundärer männlicher und weiblicher Geschlechtsmerkmale. Die Menstruation setzt beim Mädchen ein, beim Jungen die Produktion von Samen. Diese Periode der biologisch fundierten körperlichen Reifung erfolgt zeitgleich mit der Ablösung von den Eltern, um eine eigene (Geschlechts-)Identität zu finden. Kognitiv entwickelt sich die Fähigkeit zu formalen Denkoperationen, die Möglichkeit stärkerer Abstraktion, die Berücksichtigung und Koordinierung verschiedener Standpunkte und Perspektiven und die hypothetische Vorstellung. Die zunehmende Fähigkeit, über sich selbst nachzudenken, die massiven körperlichen Veränderungen und die sexuellen und erotischen Wünsche, führen zu einer ständigen Beschäftigung mit dem eigenen Aussehen und zu einer ängstlichen Befangenheit gegenüber den Mitmenschen. Häufig kommt es zu der Annahme, beobachtet zu sein und damit zu einer ungenügenden Selbst-Objekt-Differenzierung.

BEISPIEL

KBT-Kasuistik: Vom Verharren in der Adoleszenz

Fr. T. kam in die Klinik mit depressiven Symptomen und einer atypischen Essstörung (BMI 17). Sie war Ende 20, arbeitete tagsüber in einer Autowerkstatt und am Wochenende gelegentlich als Aushilfe in einem Friseursalon. Sie lebte in häuslicher Gemeinschaft mit ihren Eltern, interessierte sich für Fußball und Make-up. Im KBT-Raum suchte sie immer einen Platz nah an der Tür. Während der Stunden verließ sie regelmäßig den Raum, um zur Toilette zu gehen. Körperlich mit sich in einen sinnlichen Kontakt zu kommen, fiel ihr schwer. Oft fehlte ihr auch die Kraft zu gehen oder zu stehen und sie setzte sich hin, beobachtete die Mitpatientinnen und -patienten.

Eines Tages kam sie in die KBT und teilte zu Beginn der Stunde der gesamten Gruppe mit, dass sie ihre Menstruation habe und deshalb nicht mitmachen könne. Diese würde bei ihr immer so stark ausfallen. In mehrere Decken gehüllt saß sie die gesamte Stunde an der Wand. Auf mich wirkte sie wie ein junges Mädchen, dass der Gruppe ihre – mit der Menstruation verbundene – Geschlechtsreife mitteilen wollte. Ein Mädchen, dass in der Schule aufgrund der schmerzhaften Menstruation nicht am Sportunterricht teilnehmen möchte oder kann. Diagnostisch führte mich diese Szene in die Lebensphase ihrer Pubertät und damit in die Thematik der Identitätsentwicklung. Der zarte weibliche Körper, der die Menstruation so schmerzhaft erlebt, die diametralen, aber dennoch geschlechtsstereotypischen beruflichen Tätigkeiten, das Leben im Elternhaus...

In der KBT blieb sie in der Objektwahrnehmung. Ihre Aufmerksamkeit war vorrangig auf die Mitpatienten und Mitpatientinnen gerichtet. Sie versuchte, Entwicklung und Identität durch Beobachtung zu erreichen. Letztendlich blieb sie sich und der Welt gegenüber körperlich distanziert.

Die Regulierung des Selbstwertgefühls unterliegt extremen Schwankungen und Einbrüchen. In dieser Lebensphase ist viel abzutragen und erst ein gelungener Trauerprozess führt zu einer wirklich gelungenen Erwachsenenidentität. In Trauer und Melancholie zieht die/der Adoleszente die liebevollen Gefühle für seine Eltern von den inneren Interaktionsrepräsentanzen ab, um sie auf ein (träumerisches) Beziehungsobjekt zu projizieren (Mertens 1994). Dazu bedarf es hinreichend stabiler elterlich-erwachsener Personen, sowohl in der Zuwendung, als auch in der Abgrenzung.

BEISPIEL

KBT-Kasuistik: Vom übergewichtigen Jungen zur sinnlichen Frau – die (Nicht-)Entwicklung von psychosexueller Identität in sexualisierten Atmosphären

Frau H. kam in die Klinik mit depressiven, selbstverletzenden, suizidalen Symptomen. Essanfälle dienten der affektiven Regulierung; sie hatte in den vergangenen sechs Monaten über zehn Kilo zugenommen. Unklare dissoziative Phänomene ergänzten das Störungsbild. Körperliche und sexuelle Gewalt in der Kindheit wurde von ihr verneint. In der Anfangsphase der Behandlung berichtete sie zusätzlich von ihrer Problematik, dass sie den Stuhlgang anhalte und unterdrücke, was zu erheblichen Schmerzen führe. Bald verstrickte sie sich mit anderen MitpatientInnen in eine Untergruppe aus Pseudofreundschaft und Verliebtheit, die die Therapiemotivation und konstruktive Mitarbeit fraglich erscheinen ließen.

In der KBT-Gruppentherapie lag der Fokus zunächst auf der basalen Körperwahrnehmung in der Struktur und in den Grenzen – Bodenkontakt, Kontakt zur Wand, die Wahrnehmung mit schweren und festen Materialien. In den Einzeltherapien, die zusätzlich stattfanden, arbeiteten wir gemeinsam am Körperbild in der Gestaltung. In der ersten Stunde legte sie zunächst frei ihre Körperumrisse mit Seilen auf die Decke; es entstand eine Symbolisierung, die deutlich größer ausfiel als ihre tatsächliche Statur. Danach bat ich sie, sich daneben auf eine Decke zu legen und ich legte mit Seilen ihre tatsächlichen Körperkonturen. In der Reflexion wurde deutlich, dass sie sich mit ihrem ersten selbstgelegten Bild identifizierte, während sie die realen Konturen kritisch betrachtete: „Das sieht aus wie ein übergewichtiger Junge“. Das selbstgelegte Bild wurde von ihr mit Gegenständen besetzt, es bekam eine schwingende, elegante Note. Anhand dieser beiden Gestaltungen konnte sie sagen, dass sie sich oft wie ein dicker Junge erlebe und sich in ihren Verhaltensmustern kindlich zeige.

Im weiteren Verlauf der Therapie wurde deutlich, dass die Patientin in einer sexualisierten Atmosphäre aufgewachsen ist. Sprachliche Anzüglichkeiten, diffuse Berührungen, Räume (auch die Toilette), die nicht abgeschlossen werden konnten und in die die Eltern jederzeit eindringen konnten. So ergaben ihre Symptomatiken einen Sinn. Eine deutliche psychosexuelle Identitätsentwicklung war in diesem Klima nicht möglich. Hätte sie eine sexuell weibliche Entwicklung vollzogen, wäre ihre Befürchtung gewesen, dass sich die latenten Anzüglichkeiten in manifeste sexuelle Übergriffe ausweiten.

Ob sie nun eine psychosexuelle Nachreifung wagen könne, war in der KBT lange Zeit mit Ambivalenzen verbunden. Immer wieder arbeiteten wir am Körperbild der „sinnlichen Frau“ und besetzten es mit Fantasien, z.B. in der Art, wie diese sich bewegen wird und sich in der Welt zeigen würde. Im letzten Drittel der Therapie „entschied“ sich Frau H. für ihren Anteil der erwachsenen Frau. Berufstätigkeit und der Umzug in eine eigene Wohnung wurden als Realthemen fokussiert. Ihre Körperhaltung und ihre Bewegungen bekamen Kontur.

Das anfänglich diffuse Störungsbild der Patientin kann aus triebtheoretisch psychosexueller Sicht in den Phasen der oralen, analen und ödipalen Konstellation betrachtet werden. Die Essanfälle dienten der affektiven Regulierung. Der zurückgehaltene Stuhlgang lässt darauf schließen, dass die aufgenommene Nahrung nach Verwertung nicht losgelassen werden kann. Das Objekt Nahrung, das die libidinösen Beziehungen zu den Eltern beschreibt, wurde weder adäquat aufgenommen noch verdaut. Die psychosexuelle Entwicklung in der ödipalen Phase, die die spielerische sexuelle Erprobung bedeutet, konnte aufgrund der mangelnden Grenzen und wenig haltgebenden Personen nicht erfolgen. Insgesamt blieb die Bewältigung der Entwicklungsaufgaben in den psychosexuellen Phasen dadurch diffus. Eine konturierte Identität bildete sich nicht aus.

Im Erwachsenenalter wird es für die psychosexuelle Entwicklung bedeutsam, inwiefern intime Beziehungen gelebt werden können und der Isolation entgegenwirken. Den vollständigen Lebenszyklus beschreibt Erik H. Erikson (1984). Die zeugenden Fähigkeiten sowie die Veränderung der Potenz beim Mann und die Veränderungen in der Menopause bei der Frau, bis hin zu den Möglichkeiten sexuellen Erlebens im Alter sind Prozesse, die es zu reflektieren gilt.

3.2.2 Carl Gustav Jung: Anima und Animus

C.G. Jung befasst sich in seinen Werken mit den Beziehungen des Ich zu dem Unbewussten. (Traum-)Symbolik, Archetypen, Alchemie und Religion bilden die Matrix des individuellen und kollektiven Unbewussten (Jung 1984). Er befasst sich mit der Sexualität in einer Form von Weiblichkeit und Männlichkeit als Seelenkomplexe, die in beiden Geschlechtern in inneren Bildern vererbt und (unbewusst) angelegt sind. „Sie sind in gewissem Sinne die Niederschläge aller Erfahrungen der Ahnenreihe, aber nicht diese Erfahrungen selbst“ (Jung 1984, 73). Er entwirft den Archetypus des Weiblichen als eine geistige und unsterbliche Figur im Innern. Zum Zweck der Individuation und der Selbstverwirklichung ist es unerlässlich, sich seines unsichtbaren Beziehungssystems – der Anima – bewusst zu werden. Jung beschreibt die ödipale Konstellation so, dass der Vater als Schutz gegen die Gefahren der Außenwelt dient, während die Mutter vor den Gefahren, die sich aus der Seele – dem Dunklen – kommen, Schutz bietet. Die Individuation gelingt über die Beschäftigung mit der eigenen Schutzlosigkeit oder Schutzbedürftigkeit. Die Anima wird von Jung als ein Femininum, als eine das männliche Bewusstsein kompensierende Figur beschrieben.

Bei der Frau ist die kompensierende Figur männlichen Charakters der Animus. Der Animus ist charakterisiert durch Meinungen, Prinzipien, Überzeugungen, die als unerschütterliche Wirklichkeit sich so überzeugend präsentieren, dass die Frau nicht an die Möglichkeit des Zweifels denke. Diese übergeordnete moralische Instanz ist gebildet durch eine Vielzahl von „Vätern und sonstigen Autoritäten" (Jung 1984, 91). In der Auseinandersetzung mit dem Animus sollte die Frau sich mit ihren Meinungen und Prinzipien kritisch befassen, um „durch die Erforschung ihrer Herkunft in ihren dunklen Hintergrund einzudringen, wo sie dann auf die Urbilder stoßen würde" (Jung 1984, 92).

Zum Konzept der psychischen Geschlechtswandlung vertritt Jung die Position, dass eine nur unzureichende Auseinandersetzung mit den inneren weiblichen und männlichen gegengeschlechtlichen Selbstanteilen stattgefunden hat. Grund dafür ist letztlich die fehlende Anerkennung – dass einer realen Außenwelt eine lebendige Innenwelt gegenübersteht, die genauso wichtige Forderungen zur persönlichen Entwicklung stellt.

Jungs Archetypenlehre wurde vielfach als normative Heterosexualität gelesen. Freie weibliche Ausdrucksformen wurden als überstarke Animusfunktion gedeutet, und zurückhaltenden Männern wurde eine Anima-Beherrschung zugeschrieben. Beide Formen fanden im gesellschaftlichen Ideal des beginnenden 20. Jahrhunderts deutliche Ablehnung (Barden 2019).

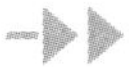

KBT-Angebot: Einhüllung in Decken

1. Bitte nehmen Sie sich eine Decke und legen sich diese um den Körper.
2. Versuchen Sie, sich mit verschiedenen Formen zu umhüllen.
3. Welche Körperregionen und/oder Körperteile können die Decke wahrnehmen? Welche Körperstellen bleiben frei?
4. Welche körperlichen Veränderungen können Sie wahrnehmen? Verändert sich die Temperatur, die Atmung, der Herzschlag …?
5. Suchen Sie nun nach der für Sie angenehmsten Art, die Decke zu tragen und gehen Sie im Raum umher. Welche Gefühle nehmen Sie wahr? Fühlen Sie sich vielleicht eingeengt oder eher beschützt?
6. Welche Bilder tauchen auf? Gibt es Körpererinnerungen an das Eingehüllt-Sein in eine Decke?
7. Bleiben Sie bitte stehen und nehmen eine für Sie angenehme Haltung an.
8. Schauen Sie sich im Raum um und nehmen Sie wahr, wie die anderen Personen auf Sie wirken.

Theoretisch-methodische Reflexion

- Dieses Angebot mit Decken nimmt eine alltagstypische Situation auf. Viele Menschen kennen das Eingehüllt-Sein in eine Decke im Sessel oder auf dem Sofa. Das Tragen von Badetüchern nach dem Duschen oder der Sauna sowie das Tragen von Abendkleidern tauchen ebenfalls häufig als Körpererinnerungen auf.
- Themen von selbstbestimmtem „Öffnen und Schließen“ von „Einengung und Freiheitsliebe“, von „Schutz und Schutzlosigkeit“ können durch dieses Angebot dem Bewusstsein zugänglich gemacht werden.
- Da das Angebot im Stehen und Gehen stattfindet, werden reife Körpererinnerungen angesprochen. Durch das Gespräch im Stehen werden die vielen Bilder ausgetauscht und damit erfahren Sichtweisen auf Personen und Situationen eine Ausweitung; ein deutlicher Vorteil der KBT im gruppenpsychotherapeutischen Setting.
- Gänzlich andere Themen zeigen sich bei dem Einhüllen in Decken im Sitzen oder gar Liegen. Dadurch werden deutlich frühere Lebensphasen generiert und regressive Prozesse angestoßen.
- Das bewusste Sehen und Wahrnehmen der anderen Personen werden gefördert. Durch das Wirken-Lassen wird ein zwischenleiblicher Prozess angeregt und damit auch die Mentalisierungsfähigkeit gefördert.
- Die Aussprache verändert sich. Nicht mehr das „Du siehst aus wie ...“ sondern „Du wirkst auf mich wie ...“ lässt einen interpersonellen Austausch reifen.

BEISPIEL

KBT-Kasuistik: Die hinduistische Göttin – Archetypenlehre zur Individuation weiblicher Sexualität vor dem Hintergrund des kollektiven Unbewussten

Das oben beschriebene Angebot wurde durchgeführt. Die Patientinnen und Patienten standen im Kreis und fanden nach und nach eine Haltung in ihren Umhüllungen. Sie schauten einander an und ließen den jeweiligen Ausdruck auf sich wirken. Darin zeigte sich ein schweigsamer, hochkonzentrierter Moment. Unvermittelt brach eine Frau das Schweigen und sagte zu einer ihr gegenüberstehenden Mitpatientin „Du wirkst auf mich wie eine Göttin“. Die anderen Patientinnen und Patienten richteten ihre Aufmerksamkeit auf sie und bestätigten die Wirkung. Die Patientin stand in aufrechter Haltung, eine Schulter war mit der Decke bedeckt, die andere frei, die Hände lagen übereinander auf dem Brustbein. Sie wirkte ruhig und entspannt.

Dann berichtete sie, dass ihre Großmutter mütterlicherseits in einem ostasiatischen Land gelebt habe. Sie sei vor ihrer Geburt verstorben. Sie selbst habe dieses Land niemals bereist. Ihre Mutter sei mit 16 Jahren nach Deutschland gekommen, froh darum, ihre Heimat verlassen zu haben und sehr an einem „guten Leben“ interessiert. Ihr Vater war deutscher Herkunft. Beide Eltern arbeiten in einer gehobenen Stellung eines großen Konzerns. Die göttliche Wirkung, die sie mit der umgehängten Decke ausstrahlte, brachte sie direkt mit ihren großmütterlichen Wurzeln in Verbindung. Die mütterliche Ablehnung oder Verleugnung der kulturellen und religiösen Herkunft fanden sich im Unbewussten der Tochter wieder.

Aufgrund der wertschätzenden und bewundernden Rückmeldungen konnte sie sich mit ihrem großmütterlichen Erbe befassen. Sie recherchierte zu Göttinnen der hinduistischen Religion. Ihr körperlicher Ausdruck bekam eine indische Note. Leider sind die stationären Aufenthalte so kurz, dass die angestoßenen Entwicklungsprozesse nicht weiterverfolgt werden können. Den Wandlungsprozess dieser Patientin und die Integration ihrer archetypischen kulturellen Identität hätte ich sehr gerne weiter begleitet.

3.2.3 Wilhelm Reich: Charakteranalyse

Viele Richtungen der Körperpsychotherapie – insbesondere die mit bioenergetischer Fundierung – gründen sich auf die Energie- und Sexualmodelle Wilhelm Reichs. Die KBT hat die „Dominanz“ des Sexuellen bislang nicht geteilt, was den Anschein erwecken könnte, keine Ausbildungsgrundlage zur Thematik „Sexualität“ entwickelt zu haben (Geuter 2015). Auch Hans Becker (1989) widmet dem genital-sexuellen Bereich in der KBT-Behandlung wenig Ausführungen und begründet es damit, dass die Hauptindikation der analytisch orientierten KBT darin liegt, den vorwiegend prägenital gestörten Patientinnen und Patienten einen Einstieg in den therapeutischen Prozess zu ermöglichen. Patientinnen und Patienten mit neurotischen Charakterstörungen, die in Reichs Annahmen beschrieben sind, werden eher in den ambulanten psychotherapeutischen Praxen behandelt. Die Beschäftigung mit Reichs Sexualforschungen ist als Theoriebildung für KBT-Therapeutinnen und -Therapeuten jedoch überaus lohnenswert. Der historische Hintergrund sollte allerdings mitgedacht werden.

In den Analysen zur genitalen Sexualität beschreibt Reich neurotische Charakterstörungen, die mit Störungen der sexuellen Erlebens- und Hingabefähigkeit einhergehen. Die Orgasmusfunktion ist ein wesentlicher Parameter für die Wiedererlangung selbstregulativer Fähigkeiten. Thomas Harms (2017) beschreibt die Umschrift und Erweiterung der grundlegenden Forschungen Reichs mit humanistischen Annahmen und Theorien der Bindungsforschung.

Reichs Forschungen zur Charakteranalyse (Reich 1933/2010) basieren auf einer chronischen Verhärtung des Ichs. Grundlage für die Chronifizierung ist die für die Persönlichkeit charakterliche Reaktionsweise mit entsprechenden Einschränkungen der psychischen Beweglichkeit der Gesamtperson. Die Reaktionsweise gestaltet sich nach dem Lust-Unlust-Prinzip. Das unlustvolle Erleben führt zur Panzerung, während lustvolle Situationen durchaus Durchlässigkeit erlauben. Der charakterliche Panzer entsteht als chronisches Ergebnis des „Aufeinander-Prallens" von Triebansprüchen und versagenden Objekten und bezieht seine Fortdauer aus aktuellen Konflikten. Die Charakterbildung setzt als eine bestimmte Form der Überwindung des Ödipuskonfliktes ein. Die genitalen Wünsche werden aus Angst vor Strafe verdrängt. Diese Verdrängung führt in Folge zur Stauung von Antrieben. Die libidoökonomische Verhärtung des Ichs erfolgt auf der Grundlage von Identifizierung mit der versagenden Realität des Objektes. Die Aggression, die gegen die versagende Person mobilisiert ist, wird nun gegen sich selbst gerichtet. Es bilden sich reaktive Haltungen gegen die sexuellen Strebungen, indem deren Energie nun in seinem eigenen Interesse zu ihrer Abwehr verwendet wird.

Die Voraussetzung einer späteren neurotischen Erkrankung ist eine charakterliche Persönlichkeitsstruktur, die die Herstellung eines „sexualökonomischen Haushaltes" nicht zulassen kann. Das bedeutet, dass die unbewussten Triebkräfte keine energetische Entlastung erfahren, sodass die sexuelle Stauung sich beständig steigert. Sobald der Durchbruch verdrängter Sexualwünsche einsetzt, wird dieser durch die Symptombildung abgewehrt. Die Herstellung eines neurotischen Charakterzuges erweist sich in erster Linie als Schutzmechanismus und zeigt die Lösung eines Verdrängungskonfliktes an. In der Charakterbildung versucht das Ich eine Vereinheitlichung der Strebungen des seelischen Organismus. Je mehr Realangst vermieden wird, desto stärker wird die Stauungsangst.

Der „gesunde" genitale Charakter zeichnet sich vor allem dadurch aus, dass er wichtige sexualbejahende Elemente enthält und daher ein größerer Einklang zwischen „Es-Ich-Über-Ich" besteht. Das Ich übernimmt die genitale Libido und gewisse Strebungen des Unterbewussten ohne Schuldgefühle und sublimiert die natürliche Aggression in soziale Leistungen. Die Hingabefähigkeit zeigt sich im sexuellen Erleben, der Panzer hat sich vorübergehend gelöst und die Persönlichkeit strömt im Lusterleben, ohne Angst, sich darin aufzulösen oder kompensatorisch zu sublimieren. Der Narzissmus schöpft aus dem Sexualerleben kraftvolle Energie. Verschiedene Formen der Sexualität können ohne Schuldgefühle oder moralische Instanzen gelebt werden. Der neurotische Charakter hingegen ist gekennzeichnet durch Sexualvermeidung oder Ausbildung von Schuldgefühlen. Er lebt in starrer Monogamie – aus Moral oder Rücksicht auf die Sexualpartner*innen – in Wirklichkeit aus Angst vor der Sexualität oder davor, diese nicht regulieren zu können. Soziale Leistungen werden zu kompensierenden Potenzbeweisen.

Um die neurotische Charakterpanzerung in eine Loslösung der seelischen Energien zu überführen und orgastische Potenz zu ermöglichen, entwickelte Wilhelm Reich die Orgon- oder Vegetotherapie. Leitend für ihn war die kosmische Orgonenergie, die im lebenden Organismus als spezifische biologische Energie funktioniert und sich in Emotionen ausdrückt. Damit verschob sich der Akzent der Charakteranalyse ins Körperliche, in dem nun durch körperliche Ausdrucksbewegung Abwehrmechanismen aufgelöst und muskuläre Spannungen beseitigt werden sollten.

In seinen Ausführungen liefert Reich wesentliche Grundlagen für die Körperpsychotherapie, indem er dem lebendigen Organismus in der Bewegung vor- und außersprachlichen Ausdruck zuschreibt.

Seine konsequenten Ausführungen hingegen, dass die orgontherapeutische Arbeit an der menschlichen Biografie unter weitgehender Ausschaltung der Wortsprache erfolgt, können wir aus KBT-spezifischer Sicht nicht unterschreiben. Hier arbeiten wir konsequent daran, Wahrnehmungs- und Bewegungserleben in Worte zu fassen, um eine zusätzliche Bearbeitung in der Wortsprache zu ermöglichen.

BEISPIEL

KBT-Kasuistik: Lebensenge statt Lebendigkeit. Eine Kombination aus ambulanter KBT-Gruppentherapie und -KBT-Einzeltherapie – ein dreijähriger Prozess

Herr E. lernte die KBT im Rahmen eines stationären Aufenthaltes in einer psychosomatischen Klinik kennen. Diagnostischer klinischer Aufnahmegrund war eine langjährige Depression, dieses Mal mit einer schweren Episode. Antrieb und Stimmung waren sehr gemindert, seine Arbeitsfähigkeit stark eingeschränkt. Über die KBT bekam er in der Klinik erstmalig wieder ein körperliches Bewusstsein. Um dieses Körpererleben zu vertiefen, meldete er sich nach dem stationären Aufenthalt in meiner Praxis zu einer ambulanten poststationären KBT-Gruppe an. Die ambulante KBT-Gruppe war als geschlossene Gruppe mit sechs Personen über einen Zeitraum von zehn Wochen (wöchentlich 90 Minuten) konzipiert. Herr E. kam immer eine viertel Stunde früher, sah sich im Raum um, oder suchte das Gespräch mit den nach ihm eintreffenden Gruppenteilnehmerinnen und -teilnehmern. Er wirkte stets freundlich und ruhig. Die KBT-Angebote „auf dem eigenen Platz zur sinnlichen Selbstwahrnehmung" waren ihm die liebsten. Er benötigte Zeit und Raum, sich körperlich und affektiv zu entdecken. Dieses geschah häufig im Kontakt mit den verschiedenen Gegenständen. Deren unterschiedliche Beschaffenheit in Material und Form regten ihn zunehmend an. Partner- und Gruppenangebote fielen ihm eher schwer. Er erlebte sich unsicher in Beziehungen und war darüber sehr beschämt. Insgesamt verbalisierte er wenig von seinem Innenerleben, Rückmeldungen zum Beziehungserleben waren nur auf direkte Ansprache und mithilfe von unterstützenden Worten möglich. „Könnte es so gewesen, dass ...".

Um diese Sprachlosigkeit besser zu verstehen, vereinbarten wir zusätzlich zu den KBT-Gruppentherapien Einzeltermine, in denen vor allem der biografische Hintergrund beleuchtet werden konnte. Der Patient wuchs mit mehreren Geschwistern bei den leiblichen Eltern auf. Die Atmosphäre im Elternhaus war geprägt durch einen aggressiven Vater, sodass Unterwürfigkeit und Kontrolle seitens des Patienten entwickelt wurden. Gute väterliche Introjekte konnten nicht gebildet werden. Nach der Schule begann er eine Ausbildung als Finanzbeamter. In dem Ausbildungsbetrieb ist er bis heute angestellt. Die beruflichen Vorgaben sind formalisiert. Die Strukturen werden als haltgebend beschrieben. Seit dem Auszug aus dem Elternhaus lebte er allein. Eine Partnerschaft habe es nie gegeben – es sei bei sexuellen Annäherungen geblieben. Über die KBT konnte er erste libidinös sexuelle Empfindungen zulassen. Diese sorgten für Verwirrung und teils überwältigende Gefühle.

Durch die über drei Jahre währende Therapie aus KBT-Gruppenerfahrungen und Einzelgesprächen konnte Herr E. seine (sexuellen) Wünsche aktiver zum Ausdruck bringen. Er verliebte sich, nahm all seinen Mut zusammen und lud die Frau in ein Café ein. Die begehrte Frau folgte der Einladung nicht. Diese Enttäuschung beschäftigte den Patienten noch einige Stunden, in deren Folge beendete er auch die KBT-Therapie.

Vor dem Hintergrund der Reich-Theorien ist es dem Patienten gelungen, sich körperlich intensiver zu spüren, Spannungen wahrzunehmen und abzubauen und damit andere Ausdrucksmöglichkeiten zu finden. Durch die KBT wurden ihm seine Wünsche nach Sexualität bewusst. Die Hintergründe der bisherigen ungelebten Sexualität konnten im Kontext eines versagenden, strafenden und lustfeindlichen Elternhauses verstanden werden. Leider wurde die Absage der begehrten Frau so kränkend verarbeitet, dass diese auch den Rückzug aus der Therapie zur Folge hatte. Die KBT hat Entwicklungsschritte ermöglicht, die den Patienten stark mit seinen körperlichen Fantasien und Wünschen in Kontakt brachte. Die ersehnte Bestätigung blieb jedoch aus. Hier stellt sich die kritische Frage, ob die KBT sexuell stimulierende Prozesse anregt, die im realen Objektbezug Enttäuschungen generieren, die nicht oder nur schwer zu verarbeiten sind. Bedauerlicherweise blieb auch die Scham, das Abgelehnt-Sein in einen weiteren therapeutischen Kontakt zu bringen.

3.2.4 Judith Le Soldat: Konstitutionelle Homosexualität

Die Schweizer Analytikerin Judith Le Soldat (2015/2018) hat einen umfangreichen analytischen Entwurf zur Erklärung der Entwicklung von Homosexualität vorgenommen. Ausgehend von Freuds Triebkonzept und dessen ödipaler Entwicklung erweitert Le Soldat diese Gedanken, in dem sie zwei Entwicklungslinien zur Entstehung von männlicher Homosexualität unterscheidet.

> *„Im engeren Sinne homosexuell, ‚schwul' oder dynamisch homosexuell sind diejenigen, die auf nicht neurotischem Wege, sondern in einem weiteren, über die bisher bekannte Grenze des ödipalen Geschehens hinausgreifenden Schritt, den ödipalen Verfolger in der Innenwelt eliminieren und somit eine neue innere Ordnung errichten." (Le Soldat 2018, 240)*

Der Ödipuskomplex vollzieht sich bei Kindern beiderlei Geschlechts gleich, nämlich in der zunächst ödipalen Liebe zur Mutter, die dann auf den Vater übertragen wird und damit beide erotisch-sexuellen Übertragungsmöglichkeiten zulässt, die dann jeweils ausschlaggebend für hetero- oder homosexuelle Entwicklungslinien sind. Dieser doppelte und damit vollständige Ödipuskomplex ist die Regel. (Dabei sind mit Mutter und Vater nicht die realen verwandtschaftlichen und geschlechtlichen Zugehörigkeiten gemeint, sondern die zur Verfügung stehenden Bezugspersonen) (Le Soldat 2018).

Die Triebentwicklung geschieht im Seelischen und ist primär unabhängig von den anatomischen körperlichen Vorgaben und wird erst durch den genitalen Reifungsschritt auf den Körper übertragen. So kann in der männlichen Fantasie eine genitale Öffnung auf den Anus verschoben werden, ohne in die anale Phase zu regredieren. Der weibliche Phallus ist allerdings ein lustvoller Fantasieinhalt und spielt insofern in der Entwicklung der Homosexualität eine entscheidende Rolle. Le Soldat (2015) argumentiert, dass es zu einem Durchmischen von aktiven und passiven Triebzielen mit eigenen Ausgangslagen und Fantasien kommt, die keine geschlechtsspezifischen Eigenheiten mehr erkennen lassen.

Mit der Deutlichkeit der Triebentwicklung als seelischem Geschehen, das nachträglich auf den Körper und die erogenen Zonen übertragen wird, entwirft sie die Sichtweise des Körpers als „Hülle“, in der sich sowohl sexuelle Identität, als auch sexuelle Orientierung subjektiv ausbilden. Im Kern entwickelt Le Soldat damit eine triebtheoretische formulierte Theorie der ödipalen Entwicklung (Gsell 2019).

BEISPIEL

KBT-Kasuistik: Die bisexuelle Ausrichtung eines Mannes mit heftigen aggressiven Impulsdurchbrüchen

Im Vorgespräch zur ambulanten oder stationären KBT-Behandlung sind Fragen zu prägnanten sexuellen Erfahrungen, zum sexuellen Erleben und zu sexueller Gewalt wichtig. Dieses öffnet den Raum zur Integration psychosexueller Entwicklung und erlaubt die Sprache zu diesem Thema.

Ein Patient berichtete im Vorgespräch von muskulärer Anspannung, die sich in heftigen Zuckungen entladen. Über diese Zustände habe er keine Kontrolle. Er bemerke die Verhärtung des gesamten Körpers, könne jedoch keine Entspannung herbeiführen. Zum sexuellen Erleben berichtete er, dass er bisexuell sei. Sexualität mit Männern sei aktiv und passiv aggressiv und schmerzhaft. Sexuelle Kontakte zu Frauen seien nicht so aggressiv, aber dadurch geprägt, dass es zu keinen engeren Beziehungen komme. Sexualität sei von Liebe und zärtlichem Erleben getrennt.

Diese Art Sexualität zu leben war ambivalent besetzt. Die Distanzierung und Aggression in der Sexualität hatte etwas Faszinierendes und dennoch sehnte er sich danach, sinnliche Sexualität in einer Partnerschaft leben zu können. Der biografische Hintergrund wurde von ihm so beschrieben, dass er massive körperliche Gewalt durch den Vater erlebte. Die Mutter war nicht schützend. Es bestand kein emotional fürsorglicher Kontakt. An streicheln, liebkosen, in den Arm genommen werden erinnert sich der Patient nicht.

Die sinnliche Selbstwahrnehmung des Körpers überforderte den Patienten oft. Zuckende Entladungen waren sehr präsent und irritierten die anderen Gruppenteilnehmer*innen.

Ein wiederkehrendes KBT-Angebot wurde zu seinem „Favoriten". Von Stunde zu Stunde konnte er das Selbsterleben intensivieren. Der Patient bemerkte erstmalig, dass er seinen Körper selbstbestimmt sinnlich wahrnehmen kann. Spannungen lösten sich, er begann seinen Körper auf andere Weise zu spüren. Die Gewalt des Vaters hat eine muskuläre Panzerung bewirkt, die sich in männlich harten Introjekten verinnerlicht hat. Selbsterleben konnte nur durch eben solche Aggressivität herbeigeführt werden, die nach Entladung suchte. Sich selbst zu spüren, war an ein sexuelles Gegenüber gebunden. In der KBT ermöglichte ihm die selbstbestimmte Nachgiebigkeit erstmalig, mit sich in einen sinnlichen Kontakt zu kommen.

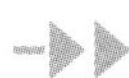

KBT-Angebot: Der Gymnastikball zwischen Rücken und Wand

1. Nehmen Sie einen Gymnastikball und „quetschen" Sie ihn zwischen Rücken und Wand.
2. Beginnen Sie nun, sich so zu bewegen, dass Sie Ihren Rücken gut spüren können. Erkunden Sie die Beschaffenheit des Rückens: Schulterblätter, Wirbelsäule, Becken, aber auch Muskulatur und weiches Gewebe.
3. Experimentieren Sie mit großen und kleinen Bewegungen und mit unterschiedlichem Druck, den Sie mit dem Rücken auf den Ball ausüben.
4. Wenn Sie Verspannungen spüren, versuchen Sie diese mithilfe der Bewegungen zu lösen. Achten Sie darauf, wie Sie mit schmerzhaften Stellen umgehen.
5. An welchen Körperstellen möchten Sie verweilen, vielleicht sogar zur Ruhe kommen?
6. Nehmen Sie sich Zeit herauszufinden, was Ihnen gut tut. Wie viel oder wie wenig Druck und Bewegung ist gut? Seien Sie liebevoll im Umgang mit sich.

7. Legen Sie den Ball auf den Boden und spüren Sie in Ihren Rücken hinein. Wie fühlt sich Ihr Rücken jetzt an?
8. Lehnen Sie sich nun an die Wand und spüren den Rücken direkt an der haltgebenden Wand. Was nimmt ihr Rücken von der Wand wahr, was ist durch die Wand von Ihrem Rücken spürbar?
9. Entfernen Sie sich einige Schritte von der Wand und gehen Sie langsam (vielleicht sogar mit geschlossenen Augen) zurück. Versuchen Sie mit Ihrem Rücken wahrzunehmen, wann Sie die Wand spüren.
10. Spüren Sie die Wand erst, wenn sie direkten Kontakt haben oder ist schon vorher etwas zu spüren? Verändert sich die Temperatur oder der energetische Raum? Probieren Sie es einige Male und beobachten Sie die Veränderungen.
11. Entscheiden Sie nun, ob es heute für Sie besser ist, sich an der Wand anzulehnen oder auf eigenen Füßen zu stehen. Genießen Sie noch einen Augenblick das, wofür Sie sich entschieden haben.

Theoretisch-methodische Reflexion

- Dieses Angebot bietet eine sehr einfache Möglichkeit zur Selbstwahrnehmung mit erheblichem Tiefgang. Sie integriert die Wand als haltgebenden verlässlichen „Partner", mit dem die eigene Körperstruktur genau erfasst werden kann. Gleichzeitig wird durch den Ball die Wahrnehmung der Beweglichkeit gefördert. Damit sind zwei basale Pole angesprochen, die uns in unserem menschlichen Sein generell beschäftigen. Sie werden in diesem Körperangebot vereinigt: Halt haben und gleichzeitig experimentell selbstbestimmt beweglich sein. Entscheiden können, wie ich mit mir sein und umgehen möchte. Das bietet, über die Möglichkeit der körperlichen Selbstwahrnehmung hinaus, die Auseinandersetzung mit der Identität.
- Die Ansprache in die sinnliche Selbstwahrnehmung löst das oft vorhandene funktionale körperliche Selbstverständnis auf.
- Die „Erlaubnis", liebevoll und sinnlich mit sich selbst zu sein, löst Anspannung.
- Die oft vernachlässigte Rückseite des Körpers wird selbstbestimmt in die Körperwahrnehmung integriert. Die Rückseite symbolisiert psychoanalytisch auch die innerlich abgekehrte Seite des eigenen Seins – all das, was ich nicht sehen kann oder möchte.

3.2.5 Jean Laplanche: Verführungstheorie

Der französische Analytiker Jean Laplanche (1924–2012) hat sich intensiv mit Freuds Schriften auseinandergesetzt und in seinem Hauptwerk eine „allgemeine Verführungstheorie" entwickelt (Laplanche 1967/2017b).

Die allgemeine Verführungstheorie erklärt, dass sowohl die sexuelle Identität, als auch das sexuelle Erleben von Lebensbeginn an durch die Menschen (in aller Regel Mutter und Vater) in den Körper „eingeschrieben" werden. Liebevolle Personen spiegeln das (sexuelle) Sein des Säuglings von Beginn an in lebendig-freudig, liebevoller Weise. Aber es gibt auch erwachsene Personen, die durch ihren Umgang von Beginn an das anatomische Geschlecht des Kindes ablehnen oder ihr sexuelles missbräuchliches Begehren und ihre Aggressionen in den Körper „einschreiben". Ob ein Kind sich in dem anatomischen Geschlecht wohlfühlen kann oder dieses ablehnt, ist durch die Bezugspersonen und deren Begehren verursacht. (Laplanche 1967/2017b).

Die Entstehung des menschlichen sexuellen Subjekts siedelt Laplanche im frühen zwischenmenschlichen Bereich an, in dem das auf den Säugling gerichtete Begehren einer erwachsenen Person bei diesem die Entwicklung eines Unbewussten entstehen lässt. Mit Begehren ist sowohl die angemessene Erwiderung des lebendigen Ausdrucks des Säuglings gemeint, als auch ein perverses sexuelles Begehren. Anders als bei Freud ist in Laplanches Theorien das Unbewusste keine gegebene Disposition, sondern entwickelt sich in den frühen interpersonellen Bindungen (Quindeau 2018). Diese sind vor allem durch Körperlichkeit geprägt, in der sich also auch die (zunächst infantile) Sexualität entfaltet. Diese ist als Spur im Unbewussten verborgen (Lemma/Lynch 2019).

Laplanche beschreibt Verführung als (sinnlich-sexuelles) Begehren des Erwachsenen, das sich auf den Säugling richtet und bei diesem die Entstehung des eigenen Unbewussten, seiner eigenen Sexualität, in Gang setzt. Die Beziehung zwischen der Verführung als tatsächlicher Realität und einer weitreichenden Theorie trägt der gesamten Entstehung des menschlichen Subjektes und der Psychopathologie Rechnung. Die tatsächliche Realität der infantilen Verführung, in dem ein unreifes Kind passiv erwachsener Sexualität ausgesetzt ist, kann je nach Entwicklungsstand in die psychisch-somatisch-affektive Gesamtstruktur des Kindes integriert werden oder eben auch nicht. Sexueller Missbrauch geht häufig mit subtilen Verführungen einher und verschleiert die damit verbundene Gewalt. Der Reifeprozess der Pubertät ist eine wichtige Zeitschwelle. Das Wesentliche ist, dass sich das Kind in der ersten Zeit einer traumatischen Verführung in einem „prä"-Zustand befindet, welches von einer zweiten Zeit der Traumatisierung in einem späteren Lebensalter getrennt ist. Wenn Kinder keine Möglichkeit hatten, sich gegen Übergriffe zu wehren, können diese sich als

Erwachsene sexueller Gewalt gegenüber ebenfalls hilflos fühlen. Identität und Selbstwert sind bei diesen Menschen oft unzureichend ausgebildet.

Das Konzept der Zweizeitigkeit besagt, dass es zwei Arten von Notlagen gibt. Während der ersten gibt es keine geeigneten Verteidigungsmittel auf von außen kommende (sexuelle) Angriffe (exogener Faktor). Während der zweiten gäbe es zwar Mittel, die jedoch nicht eingesetzt werden können, aufgrund der Ausbildung wehrloser subjektiver Positionen – ein Angriff von innen (endogener Faktor). Wehrlose subjektive Positionen bilden sich aus, wenn es keinen Sinn ergibt, sich z.B. gegen gewalttätige Angriffe zu wehren. Diese würden die Aggressionen nur verstärken. Eine Patientin sagte: „Ich habe gelernt, ganz still zu liegen und einfach aus meinem Körper zu verschwinden". Wir sprechen hier von den körperlichen Dissoziationen, die in der Kindheit hilfreich waren und sich verselbständigt haben. Das ist der Angriff eines Innenanteils. Der erwachsene Mensch reagiert in Notlagen auf diesen zeitlich früheren Lösungsversuch.

Laplanche geht davon aus, dass sich im menschlichen Unbewussten nur das einschreibt, was zwei zeitlich voneinander getrennte, aber thematisch ähnliche Ereignisse in Beziehung bringt, getrennt durch den Moment der Umwandlung, der dem Individuum erlaubt, auf die zweite Szene anders zu reagieren als auf die erste. Finden in der traumatischen Zeit keine Auflösung oder Verarbeitung statt, kommt es zu pathologischer Abwehr oder Verdrängung. Dank der analytischen Methode kann die infantile Verführung – die sich in aller Regel szenisch zeigt – rekonstruiert oder erinnert werden (Laplanche 2017b). Die infantile Verführung (Sexualisierung oder sexuelle Gewalt) geschieht in aller Regel im vor- oder außensprachlichen Bereich. Sie zeigt sich analog der Kinder- und Jugendlichentherapie in den szenischen Gestaltungen, wie im Beispiel der Patientin, die durch die Gymnastikbälle ihre Brüste darstellte. Die Verführungsmomente werden sichtbar, es zeigt sich die sexuell aufgeladene Stimmung.

Insgesamt konzeptualisiert Laplanche mit seiner Verführungstheorie ein konstruktivistisches Modell von Körpergeschlecht und damit sexueller Identität. Ob Menschen sich als „weiblich", „männlich" oder in einem Mischungsverhältnis verorten, ist von den Einschreibungen der „pflegenden" Personen abhängig (also Menschen, die regelmäßigen körperlichen Kontakt zu dem Säugling haben wie z.B. Eltern, Tagesmütter, Betreuende) sowie ihrer Umschrift des Ödipuskomplexes.

BEISPIEL

KBT-Kasuistik: Sexuelle Gewalt durch den Großvater und die ersten sexuellen Erfahrungen in der Pubertät

Die junge Frau kam mit den Hauptdiagnosen einer posttraumatischen Belastungsstörung und Depression mit suizidalen Gedanken in die stationäre Behandlung. Sie konnte sich weder auf ihr Studium konzentrieren noch Kontakte zu Gleichaltrigen aufrechterhalten. Der einzige haltgebende Kontakt bestand zu ihrem Partner. Dieser empfand die Partnerschaft aufgrund des rückzügigen und bisweilen kontrollierenden Verhaltens der Patientin als schwierig. Sexuelle Kontakte habe es seit über einem Jahr nicht mehr gegeben. Anlass zur Therapie war der drohende Verlust des Partners.

Die Patientin erinnerte sich, dass sie während ihrer Kindheit aufgrund der hohen beruflichen Belastungen ihrer Eltern häufig bei den Großeltern war. Die Berührungen des Großvaters – besonders, wenn sie beim Vorlesen oder Fernsehen auf seinem Schoß sitzen sollte – empfand sie als unangenehm, fand dafür aber keine Worte. Ab dem Alter von ca. 10 Jahren verweigerte sie die Betreuung durch ihre Großeltern und blieb während der ausgedehnten Arbeitszeiten ihrer Eltern allein zu Hause. Mit 14 Jahren lernte sie einen wesentlich älteren Mann kennen, der sich für sie interessierte. In seiner Wohnung kam es nach einer Phase der Verführung sehr bald zu häufiger und schmerzhaft erlebter penetrierenden Sexualität – also zu Kindesmissbrauch. Die Patientin konnte sich weder körperlich noch verbal gegen diese Angriffe wehren. Sie unterlag immer wieder diesem Mann und „besuchte" ihn über ein Jahr lang regelmäßig in seiner Wohnung, in der sich die sexuelle Gewalt wiederholte. Dann schaffte sie es, den Kontakt zu diesem Mann abzubrechen und vertraute sich den Eltern an. Das Ausmaß des Schreckens, der Bedrohung und Gewalt konnte von den Eltern nicht erfasst werden.

In der Gruppentherapie nahm die Patientin an folgender Übung teil.

KBT-Angebot: Das Einrichten eines Platzes zu zweit

1. Gestalten Sie zu zweit einen gemeinsamen Platz aus den im KBT-Raum vorhandenen Materialien. Überlegen Sie, mit wem sie dieses Angebot gerne durchführen möchten. Ist das Kriterium der Wahl möglicherweise

Vertrautheit oder Neugier auf eine Person, mit der es bisher noch wenig Kontakte gibt?

2. Achten Sie darauf, wie Sie in Kontakt miteinander sind, welchen Impulsen Sie folgen, wie Sie Absprachen treffen und miteinander die räumliche Gestaltung durchführen. Was ist Ihnen bei der Gestaltung wichtig? An welcher Stelle sind sie zu Kompromissen bereit?
3. Wenn Sie mit der Gestaltung fertig sind, richten Sie sich beide auf ihrem Platz ein und versuchen zu spüren, welche körperlichen Wahrnehmungen Sie bemerken und auch welche Gefühle sich einstellen. Soll noch etwas verändert werden? Dann können Sie es tun.
4. Tauschen Sie sich über das Geschehen nun zu zweit aus.
5. Bitte experimentieren Sie in beiden Rollen damit, dass eine Person den Raum verlässt und die andere zurückbleibt. Achten Sie auf Ihre Stimmungen und Gefühle. Wie ist das Zurückkehren? Wie ist das Begrüßen? Verändert sich das Beziehungserleben nach der Erfahrung des Getrennt-Seins?
6. Tauschen Sie sich auch darüber aus.
7. Schauen Sie nun von Ihrem Platz aus, wie die jeweils anderen Paare diese Aufgabe gelöst haben und wie sie auf Sie wirken.
8. Räumen Sie nun wieder auf und achten Sie bitte auch in diesem Prozess des Rückbaus auf Ihre damit verbundenen Wahrnehmungen und Gefühle.
9. Wenn der Raum wieder ganz leer ist, bitte ich Sie, einige Minuten durch den Raum zu gehen, sich nun wieder allein zu erleben, den Boden unter den Füßen zu spüren und den Raum als Ganzes wieder wahrzunehmen.
10. Lassen Sie uns nun gemeinsam über Ihre Erfahrungen sprechen.

Theoretisch-methodische Reflexion

- **Gruppendynamische Wirkfaktoren:** Durch die Ansprache der möglichen Wahlkriterien wird ein aktiver Prozess angeregt, der der Förderung von Gruppenprozessen dient bzw. auch die bestehenden Konflikte sichtbar werden lässt. Das Experimentieren mit Fremdheit wird angeregt. In Gestaltung und Handlung zeigen sich häufig andere Ressourcen und/oder Einschränkungen, als in den rein verbalen Therapien.
- **Dyadische Konstruktionen innerhalb einer Gruppe:** Innerhalb einer Gruppe gibt es partiell dyadische Untergruppen, die sich im besten Fall als Einheit begreifen. Paarbildung innerhalb der Gruppe wird bewusst gefördert; der Prozess des aktiven Auflösens wieder hin zur Gesamtgruppe ermöglicht Öffnung. Das Oszillieren zwischen Gesamtgruppe,

sich allein erleben in der Gruppe oder den Untergruppen der Dyade oder Triangulierung zählt zu den Wirkprinzipien der KBT-Gruppentherapien. Sie spiegeln unser soziales Leben.

- **Handelnd verändern können:** In der selbstbestimmten Handlung, deren Reflexion und Veränderung erleben sich die Patientinnen und Patienten wirkmächtig. Sie erleben die Möglichkeit, ihre Situation aktiv zu gestalten und zu verändern.
- **Wechsel zwischen Erleben und Sprache:** Dieses ermöglicht, das Erlebte in Worte zu fassen. Dabei kann ganz konkret über die Art und Weise der Zusammenarbeit, aber auch über das Beziehungserleben reflektiert werden. Die Förderung von Verbalisierung setzt bei den jeweiligen Möglichkeiten der Patientinnen und Patienten an. Menschen mit frühen strukturellen Störungen finden häufig erst über das körperliche Erleben und Handeln zu der Fähigkeit, etwas über ihr Innenerleben auszudrücken. Damit wird der Ausdruck in den rein verbalen Therapieformen aktiv unterstützt. Durch das Aussprechen wird gemäß der Gestaltkreislehre (Weizsäcker 1940) ein weiterer gestaltender Änderungsprozess angeregt Sensomotorische Wahrnehmung und Bewegung fördern begriffliches Denken und Sprechen. In diesem Zusammenwirken wird der Prozess des (intellektuellen) Begreifens angeregt.
- **Rollenveränderungen und Förderung von Mentalisierung:** Durch das „Hinaus-gehen und Zurück-bleiben“ in den beiden aktiven und passiven Rollen entstehen Möglichkeiten, sich selbst im Beziehungsgeschehen wahrzunehmen und zu erfahren, wie es dem Partner oder der Partnerin ergangen ist. Ähnlichkeiten und Unterschiede ermöglichen Identifizierung und Abgrenzung.
- **Bewusstes Beobachten der anderen Personen:** Das bewusste Beobachten fördert die Auseinandersetzung mit der Außenwelt. Diese Aufgabe des Platzes zu zweit wird von jedem Paar anders gelöst. Das eröffnet kreative Ideen und das Bewusstsein für einen subjektiven Ausdruck. Interesse, Neugier, aber auch Befremden können erlebt werden.
- **Die „Neutralisierung“ des Raumes:** Am Ende jeder KBT-Stunde werden die Gestaltungen aufgehoben, der Raum wieder „neutralisiert“. Das KBT-Angebot ist beendet, der Raum als solcher wieder für alle nutzbar. Damit wird die Phase der Reflexion auf einer anderen Ebene vorbereitet.
- **Das abschließende Gruppengespräch:** Das Erleben wird nun wieder mit der gesamten Gruppe geteilt. In dem abschließenden Gespräch werden seitens der Gruppenleiterin bzw. des Gruppenleiters psychodynamisch relevante Zusammenhänge gefördert. In dem Fall dieses Angebotes wer-

den häufig Freundschaften und Geschwisterbeziehungen im Kindesalter oder Paarbeziehungen reaktiviert.

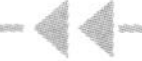

BEISPIEL

Zurück zur KBT-Kasuistik:

Die Patientin wählte kein Gegenüber, wurde aber auch nicht gewählt. Die beiden Personen blieben in dieser Gruppendynamik irgendwie übrig. Ohne sich miteinander abzustimmen, holten sie verschiedene Gegenstände und gestalteten einen Platz. Alles wirkte zufällig und lieblos. Schon bald waren sie fertig, setzten sich wortlos gemeinsam auf die Decke und schauten auf die Aktivitäten der anderen Paare. Einige waren in ernsthaften Überlegungen, andere spielerisch belustigt mit den Gestaltungen befasst. Auch die Phase der gemeinsamen Besprechung fiel knapp aus und es wurden keine weiteren Veränderungen vorgenommen. Erst in dem Erproben der verschiedenen Rollen, im „Zurückbleiben“ und im „Weggehen“ wurde eine emotionale Beteiligung spürbar.

In dem abschließenden Gruppengespräch beschrieb sie, dass sie sich sehr unwohl und nicht gesehen gefühlt habe. Zunächst gab es Vorwürfe an den Partner, dass er sich nicht mit ihr abgesprochen habe, so wie es die anderen Paare taten. Auf die Frage, warum sie nicht die Initiative zum Gespräch ergriffen habe, schaute sie irritiert. Das sei ihr nicht in den Sinn gekommen. Erst das „Weggehen“ in der aktiven und passiven Rolle habe Erleichterung geschafft. Die Sprachlosigkeit der Patientin, die sich in dieser Szene zeigte, reinszenierte frühe interpersonelle Muster. Diese konnten in der Gruppe vertieft werden. Ideen, Wünsche, aber auch Grenzen zu verbalisieren, war ihr nicht vertraut. Sie erhielt in den kommenden KBT-Stunden deutliche Unterstützung darin, auszusprechen, was körperlich wahrgenommen und affektiv erlebt wird.

Letztlich war ihre Kindheit sehr wortlos. Die abwesenden Eltern, die sexuellen Übergriffe des Großvaters, die keine Worte fanden. Das Sich-Entziehen aus der Situation war die einzige Möglichkeit, den sexuellen Übergriffen auszuweichen. Dieses führte zu noch stärkerem Rückzug, der mit der Ausbildung wehrloser subjektiver Innenanteile verbunden war. Diese führten dann dazu, dass sie sich gegen die Traumatisierungen im jugendlichen Alter nicht wehren konnte.

Viel später wandte sich die Patientin an eine psychologische Beratungsstelle für Studierende.

3.2.6 Ilka Quindeau: Konstitutionelle Geschlechtervielfalt

Während Freud das Modell der konstitutionellen Bisexualität und damit eine binäre Vorstellung von Geschlecht vertritt, entwickelt Ilka Quindeau dieses Modell weiter zur konstitutionellen Geschlechtervielfalt (Quindeau 2018, in Anlehnung an Laplanche 2017a, 2017b). Sowohl das Geschlecht, als auch das Begehren spielen in der Entwicklung des Kindes eine erhebliche Rolle und tragen zur Geschlechtsidentität und zur sexuellen Orientierung bei. Quindeau beschreibt ein komplexes Prozess- und Strukturmodell, indem sie Robert Stollers (1968) Annahmen der Kern-Geschlechtsidentität – die als kaum hinterfragter Standard in der Psychoanalyse gelten – revidiert (Quindeau 2018). In Stollers Konzept der Kernidentität bildet das Körpergeschlecht den Kern, um den sich, der Körpergestalt entsprechend oder widersprechend, eine Schicht legt, die ihrerseits selbst zum Kern wird und damit die Kerngeschlechtsidentität bildet. Darüber entwickelt sich eine Hülle aus Geschlechtsrollenidentität und gesellschaftlichen Normvorstellungen (Quindeau 2018).

Quindeau macht im Hinblick auf Laplanches Verführungstheorie auf die Vielfalt aufmerksam, die bereits auf der Ebene des Körpergeschlechts besteht. Diese setzt sich aus verschiedenen anatomischen, chromosomalen, morphologischen und endokrinologischen Faktoren zusammen. Diese Konstruiertheit ist abhängig von wissenschaftlichen, diagnostischen und technischen Möglichkeiten.

> *„In diesem Sinne meint die Formulierung, dass das Geschlecht konstruiert ist, nicht nur die psychologische oder soziale Ebene, sondern ebenso die körperliche. Eindrückliche Beispiele dafür finden sich etwa bei intersexuellen Personen, die phänomenologisch ein anderes Geschlecht aufweisen als etwa chromosomal, was sich allerdings erst seit relativ kurzer Zeit durch den Fortschritt der Gentechnologie nachweisen lässt.“ (Quindeau 2018, 194)*

Dabei wird deutlich, dass sich die geschlechtliche Vielfalt bei jedem Menschen in spezifischen Hormonverhältnissen oder im Körperbau darstellt. Der Körper kann dabei auch jeweils dem anderen Geschlecht zugeschrieben werden. So bestehen, sowohl die psychische als auch die körperliche Ebene aus einem Mischungsverhältnis aus männlichen und weiblichen Anteilen. Geschlechtsbezogene Beziehungserfahrungen werden in den Körper eingeschrieben und umgekehrt werden geschlechtliche Körpererfahrungen in Beziehungserfahrungen überführt. So entsteht ein vielgestaltiges geschlechtliches Mischungsverhältnis, das eher unter der Metapher der „Hülle“ verstanden werden kann, was den Blick auf die inneren Strukturen und Aspekte unter der sichtbaren Oberfläche richtet (Quindeau 2018).

> *„Während die Hülle eine zentrale gesellschaftliche Ordnungsfunktion erfüllt und sich ihre binäre Kodierung für moderne Gesellschaften als unverzichtbar darstellt, scheint mir aus psychoanalytischer Perspektive der Inhalt des Behältnisses und dessen Vielfalt weit interessanter.“ (Quindeau 2018, 196)*

In der Psychoanalyse gilt der Ödipuskonflikt weiterhin als die zentrale Phase der Entwicklung der Geschlechtsidentität und der sexuellen Orientierung. Die sexuelle Heteronormativität dieses Konzeptes gilt jedoch als veraltet. Quindeau argumentiert, dass der Ödipuskonflikt als Strukturmodell und Knotenpunkt für die psychische Aneignung von Differenz und Ambiguität zu verstehen ist, in dem die triadische Dimension – die dritte Person – die entscheidende Bedeutung gewinnt. Dieses ist unabhängig von Verwandtschaftsgrad und Geschlecht. Eine weitere Modifizierung des traditionellen Ödipuskomplexes ist in der Verbindung von sexuellem Begehren und geschlechtlicher Identifizierung zu sehen. Geschlechtszugehörigkeit entwickelt sich zeitlich deutlich früher. Die sexuelle Orientierung wird im Rahmen des Ödipuskomplexes nicht endgültig festgelegt. Sexuelle Orientierung und Begehrensstruktur stellen das Ergebnis fortwährender Umschriften dar und können in verschiedenen Lebensphasen eine Wiederaufnahme mit jeweils unterschiedlichen Lösungen finden (Quindeau 2019). In der knappen Zusammenfassung sind zwei wesentliche Thesen ihrer Argumentation festzuhalten:

Das Körpergeschlecht ist sowohl weiblich als auch männlich. Eine binäre Abgrenzung in „entweder/oder“ würde eine erhebliche Reduktion darstellen. Eine identitäre Festlegung ist nach psychoanalytischen Konzepten nicht notwendig, sondern folgt eher gesellschaftlichen Anforderungen. Der Ödipuskomplex wird als Strukturmodell der Triangulierung verstanden, unabhängig von geschlechtlichen und biologischen Verwandtschaftsverhältnissen. Eine ödipale Lösung im Hinblick auf die sexuelle Identität und Orientierung unterliegt einer lebenslangen Dynamik und einer prinzipiellen Wandelbarkeit, die nicht auf Abgrenzung vom Anderen gründet, sondern Raum für fluide, dynamische Identitäten lässt.

4 Sexueller Leib und Körper in der körperpsychotherapeutischen Praxis

4.1 Sexualorgane

4.1.1 Normative Anatomie

Embryologische Forschung geht davon aus, dass die Geschlechtsorgane in den ersten sechs Wochen von femininem Phänotyp sind. Die Differenzierung der männlichen und weiblichen Form beginnt um die siebte Woche und ist mit dem dritten Monat beendet. Die Klitoris ist also Teil der weiblichen Genitalien von Anfang an. Embryologisch ist der Penis eher eine wuchernde Klitoris; das Skrotum entsteht aus den großen Vulvalippen (Mertens 1994).

Während die männlichen Sexualorgane aufgrund ihrer Sicht- und Tastbarkeit deutlicher erforscht wurden, blieb die weiblichen Anatomie derselben weitgehend im „Dunkeln“, obwohl es bereits gegen Ende des 20. Jahrhunderts wissenschaftliche Beiträge gab, die eine Neuinterpretation der Anatomie der Klitoris präsentierten (Zachary 2019).

Die biologisch-anatomische Forschung erkannte, dass die Struktur der Klitoris über eine ähnlichen Aufbau verfügt, wie der Penis. Die Klitoris besteht aus einem schwammartigen Gewebe, dass sich im Erregungszustand mit Blut füllt und sich in den Raum zwischen Harnröhre und Vagina ins umgebende Gewebe hinein ausdehnt, sodass diese Struktur zu einer Umbenennung in klitorale Schwellkörper führte. Vagina, Klitoris und Urethra bilden eine integrierte Einheit mit einer gemeinsamen Gefäß- und Nervenversorgung, die bei sexueller Erregung auch als solche reagieren. Das stellt natürlich die für die weibliche Sexualität immer wieder geführte Debatte zum klitoralen und vaginalen Orgasmus deutlich infrage. Vagina und Klitoris sind keine getrennten Teilstrukturen. Das untere Drittel der Vagina ist Teil der Klitoris und dient sowohl dem Lustempfinden, als auch zur Unterstützung der Strukturen, die bei Empfängnis und Geburt aktiviert werden müssen (Zachary 2019).

Sabine zur Nieden (2009) hat sich in ihrer Promotionsarbeit mit der Homologie der genitalen männlichen und weiblichen Organstrukturen befasst, besonders im Hinblick auf die weibliche Ejakulation. Bei der weiblichen Ejakulationsflüssigkeit handelt es sich um eine gemischte Sekretion ähnlich dem männlichen Ejakulat, jedoch ohne Spermien. Bei vielen Frauen konnte eine ausgeprägtes Drüsengewebe um die Harnröhre nachgewiesen werden, das morphologische Ähnlichkeit mit der männlichen Prostata aufweist (Nieden 2009).

Aufklärung hinsichtlich der Anatomie weiblicher Sexualorgane ist nach wie vor nicht selbstverständlich, auch wenn sich einige Gynäkologinnen und Gynäkologen (de Liz 2020), Sexualtherapeutinnen und -therapeuten (Henning 2019) sowie Kulturwissenschaftlerinnen und -wissenschaftler (Sanyah 2009) darum bemühen. Gleichzeitig nehmen Körpermodifikationen in Form von Schönheitsoperationen im Genitalbereich stark zu (Borkenhagen 2010). Objektivierte Vorstellungen von Idealen stehen dem subjektiven individuellen Erleben der Sexualorgane entgegen.

4.1.2 Intersexualität

Dass es neben den homologen Strukturen der geschlechtlichen Organe auch körpergeschlechtliche Mehrdeutigkeit und zwischengeschlechtliche Formenvielfalt gibt, ist nicht neu.

Die Liberalisierungsschübe in unserer Gesellschaft führen zwar zu mehr Toleranz und Offenheit hinsichtlich der Vielfalt sexuellen (Er-)Lebens, nicht jedoch zu einer Ungeschlechtlichkeit (Sigusch 2012). Intersexualität ist ein „Angriff" auf unsere Geschlechterbinarität, an der sich unsere gesamte gesellschaftliche Ordnung orientiert. Besonders die Medizin ist von normativen Vorstellungen von Körper, Geschlecht und Sexualität beeinflusst. Auch der heterosexuelle Koitus galt lange Zeit als die vordefinierte Norm begehrenswerter Sexualität (Schönbucher 2012).

Personen mit uneindeutigem Geschlecht wurden lange Zeit als Hermaphroditen bezeichnet (Mehlmann 2006). Die Figur des Hermaphroditen entspringt der griechischen Mythologie, in der sie von Ovid beschrieben ist. Hermaphroditos ist das Kind der griechischen Götter Hermes und Aphrodite. Die Nymphe Salmakis findet Gefallen an dem zunächst männlichen Hermaphroditos. Doch da dieser ihre Liebe nicht erwidert, wünscht sie sich, für immer mit ihm zu verschmelzen. Die Götter erfüllen ihr diesen Wunsch und so werden Salmakis und Hermaphroditos zu einem einzigen zweigeschlechtlichen Wesen (Schweizer 2012b).

Platon beschreibt in der Form des „doppelt-geschlechtlichen Kugelwesens", dass es immer schon Personen gab, die Merkmale beider Geschlechter in sich tragen und dadurch eine Ganzheit bilden (Schweizer 2012b).

Während in der Mythologie der Begriff eine Vorstellung von Vollkommenheit in der Verbindung von männlichem und weiblichem Geschlecht implementiert, wird durch den Begriff der Intersexualität ein „Zwischen-Geschlecht“ beschrieben (Schweizer 2012b). Der Begriff der Intersexualität beinhaltet eine enorme klinische Variabilität, unter der eine Vielzahl von Erscheinungsformen, Geschlechtsentwicklungen und medizinischen Diagnosen zusammengefasst sind (Fiedler 2018). Die komplexen Differenzierungsprozesse können aus somatosexueller Sicht in drei Phasen eingeteilt werden, die die Etablierung des genetischen und chromosomalen Geschlechtes, die strukturelle Differenzierung der Gonaden (Keimdrüsen) und die Entwicklung des phänotypischen Geschlechts, sowie die Ausformungen der inneren und äußeren Geschlechtsorgane betreffen (Schweizer 2012a).

Aus psychosexueller Sicht wurde lange Zeit eine eindeutige Geschlechtszuweisung mit entsprechenden geschlechtsangleichenden Operationen präferiert – in der Regel in das weibliche Geschlecht –, mit der Begründung, dem Kind eine „gesunde“ Entwicklung zu ermöglichen. Das Interesse an der Vielfalt menschlicher Sexualität und Geschlechtlichkeit wich der Sorge, inwieweit dieses von der als natürlich geltenden heterosexuellen Norm abweichen könnte (Schönbucher 2012).

Diese Sicht wurde dann aber vor allem durch die betroffenen Personen selbst kritisch infrage gestellt und revidiert. Die Kritik richtete sich daran, dass es in der bisherigen Behandlungspraxis – nicht zuletzt durch die Vielzahl an medizinischen Untersuchungen und Eingriffen – zu Traumatisierungen kam. Ebenso fehle die Zustimmung der betroffenen Kinder bei dieser lebenseinschneidenden Thematik. Dabei kommt es zu Verletzungen der sexuellen Empfindungsfähigkeit zugunsten der Herstellung einer normalen heterosexuellen Funktion (Grünberg 2012).

In jedem Fall kann davon ausgegangen werden, dass Menschen mit Intersexsyndromen (und ihnen nahestehende Personen) eine Vielzahl von psychischen und existenziellen Problemen zu bewältigen haben. Das Leben der Menschen mit einer abweichenden Form der Geschlechtlichkeit ist in unserer Gesellschaft noch lange nicht toleriert. Diese Sorgen sind selbstverständlich berechtigt und sollten auch ernst genommen werden (Grünberg 2009).

Das subjektive Erleben befriedigender Sexualität beinhaltet jedoch weit mehr als sexuelle Verhaltensaspekte und umfasst z.B. die Fähigkeit, sich zu verlieben, eine sexuelle Beziehung zu initiieren und aufrechtzuerhalten und das Erleben eigener Attraktivität und Begehrlichkeit. Hartnäckig hält sich die Vorstellung, dass ein bestimmtes Maß an sexueller Lebensqualität mit der Anatomie der Geschlechtsorgane verbunden ist, die heterosexuellen Geschlechtsverkehr zulassen. Ob geschlechtsangleichende medizinische Interventionen sich positiv auf das sexuelle Selbsterleben auswirken oder diese das Mangelerleben sogar noch verstärken, bleibt fraglich, zumal künstlich rekonstruierte Geschlechtsorgane nicht zu „normalem sexuellen Funktionieren" führen.

Die Gleichsetzung von positivem Erleben und Genuss von Sexualität mit heterosexuellem Funktionieren ist zu hinterfragen. Sexuelle Lebensqualität und Selbstbestimmung sollten als Behandlungsziel im Fokus stehen. Gesunde psychosexuelle Entwicklung ist auch mit Intersexualität möglich (Schönbucher 2012).

BEISPIEL

KBT-Kasuistik: Intersexualität – Beschämung und Unsicherheit prägen das Körperbild

Ein junger Mensch – im 22. Lebensjahr. – kam mit der Diagnose einer schweren Depression mit suizidalen Gedanken in die stationäre psychosomatische Behandlung. Bei ihm – er definierte sich männlich – lag ein Intersexsyndrom vor. Das chromosomale Geschlecht sowie die äußeren Sexualorgane waren uneindeutig ausgebildet.

In der KBT-Eingangsdiagnostik (DAKBT/ÖAKBT 2016) berichtete er ohne wesentliche affektive Beteiligung von dem Intersexsyndrom und den damit verbundenen medizinischen Untersuchungen. Diese seien zu seinem Besten notwendig gewesen. Eltern, Ärztinnen und Ärzte hätten sich engmaschig über seine Entwicklung ausgetauscht. In der Schule habe er sich sehr zurückgezogen, Freundschaften habe er nicht erlebt. Häufig sei er aufgrund von Untersuchungen gar nicht zur Schule gegangen. Irgendwie sei er „durchgekommen" und habe sein Abitur gemacht. Die naturwissenschaftlichen Fächer Mathematik, Physik und Chemie haben ihn interessiert. Seit dem Ende der Schulzeit habe er keine Energie mehr und er habe sich bislang auch nicht um ein Studium oder eine Ausbildung bemüht. Er lebe bei seinen Eltern, die drei Geschwister seien bereits ausgezogen.

In der KBT-Eingangsdiagnostik bat ich ihn, aufzustehen und einen guten Stand zu finden. Folgende Übung führten wir gemeinsam durch.

KBT-Angebot: Eine Haltung finden

1. Versuchen Sie den Boden unter den Füßen zu spüren. Welche Teile der Fußsohle haben Kontakt mit dem Boden – Zehen, Ballen, Außenkanten, Fersen? Können Sie ein Fußgewölbe wahrnehmen oder ist ihr Fuß flach aufgebaut? Welche Temperatur haben Ihre Füße?
2. Beginnen Sie nun, Ihre Füße zu bewegen; Kraft und Energie in ihren Füßen zu spüren. Stellen Sie sich auf die Ballen; spüren Sie die Kraft auf den Fersen; rollen Sie die Außenkanten ab; nehmen Sie die Beweglichkeit des Fußgelenkes wahr.
3. Suchen Sie einen Stand, der Ihnen erlaubt, das Gewicht auf beide Beine gleich zu verlagern; auf beiden Beinen fest zu stehen. Bedenken Sie Ihre Längsachse im Körper, lassen Sie die Wirbelsäule wachsen und richten sich auf zu ihrer vollen Größe. Spüren Sie ihrer körperlichen Aufrichtung nach. Wohin geht der Atem?
4. Versuchen Sie die Aufrichtung noch ein wenig im Bewusstsein zu halten.

BEISPIEL

Zurück zur KBT-Kasuistik

Der Patient stand da, sein Blick ging zu Boden. Seine Schultern waren vorgebeugt und seine Hände vor seinem Genital verschränkt. In der Gegenübertragung wurde ich tief traurig. Auf meine Frage, wie er diese Haltung erlebe, berichtete er, dass er schon hunderte Male nackt vor Ärztinnen und Ärzten gestanden habe, die ihn untersuchten und begutachteten. Den Blick auf seine Genitalien habe er manchmal mit den Händen zu schützen gesucht. Er habe sich oft unwohl gefühlt und geschämt, aber die Untersuchungen hätten ja sein müssen. Nun nehme er seinen Körper gar nicht mehr wahr und das sei auch gut so!

Die Traumatisierungen hinsichtlich der medizinischen Maßnahmen wurden mehr als deutlich. Er erlebte seinen Körper als falsch, als Objekt medizinischer Untersuchungen. Subjektives Selbsterleben war nicht spürbar. Er war mir gegenüber äußerst misstrauisch.

Sorgfältig begannen wir mit KBT-Einzeltherapien, in denen die basalen taktilen und haptischen Erfahrungen in den Fokus genommen wurden.

Tasten und Begreifen verschiedener Materialien und Gegenstände; Steine und Holzkugeln in ihrer Beschaffenheit spüren und beschreiben; Differenzierung zu den feinen und weichen Gegenständen (Tücher und Federn). Immer wieder wurde der Dialog zwischen den Händen und den Gegenständen gefördert: Was erfahren die Hände über den Gegenstand; aber auch: was sagt der Gegenstand über die Hände aus – wie sensitiv, wie kräftig oder zärtlich sind sie – nimmt der Handrücken anderes wahr, als die Handinnenflächen – was spüren die Fingerkuppen, was die Nägel ... Dieser sensorische Differenzierungsprozess führte zu einem basalen Selbsterleben: Was spüre ICH? Das Selbsterleben stand nun der objektiven medizinischen Wahrnehmung entgegen. Ganz allmählich konnten auch Selbstberührungen gefördert werden. Das Zutrauen in die subjektive Wahrnehmung wuchs und der Patient begann sich in seiner Umwelt als fühlendes Wesen zu verorten. Das Erleben von Intersexualität fand keinen Eingang in unsere KBT-Therapien, aber im Sinne der psychosexuellen Entwicklung konnten Entwicklungen angestoßen werden. Ich hätte mir mit ihm und für ihn einen langfristigen ambulanten therapeutischen KBT-Prozess sehr gewünscht, in dem er Zeit gefunden hätte, sich körperlich und damit auch sexuell zu entdecken.

4.2 Sexuelle Identität

4.2.1 Geschlechtsidentität

Geschlechtsidentität zeigt die Verklammerung des Sexuellen mit Themen des Selbst, der Identität, des Affektes und der Beziehung. Psychosexuelles Erleben und Geschlechtsidentität setzen sich aus unzähligen Komponenten, Eindrücken und Beziehungserfahrungen zusammen.

Das Konzept der Geschlechtsidentität umfasst bewusste Vorstellungen und unbewusste Fantasien einer individuellen Kombination von Männlichkeit, Weiblichkeit, Zwischengeschlechtlichkeit oder Zweigeschlechtlichkeit aufgrund biologischer, psychologischer, sozialer und kultureller Faktoren.

Geschlechtsidentität definiert das Selbsterleben über eine längere Zeit hinweg. Es bemisst sich an der Übereinstimmung des eigenen reflektierten Selbstverständnisses mit dem Ideal des „ganzheitlichen“ Menschen – der Mensch, der weibliche und männliche Anteile integriert. Sie entsteht gleichsam endogen-biologisch durch die körperlich triebhaften Reifungsvorgänge, als auch durch den gesamten Sozialisationsprozess.

Laut Michael Ermann (2019a) setzt sich die Geschlechtsidentität zusammen aus der sexuellen Protoidentität (Grundbereitschaft des Menschen, sich sexuell zu fühlen), der Kerngeschlechtsidentität, der Geschlechtsrollen-Identität, der Geschlechtspartner*innen-Orientierung, den erotischen und sexuellen Fantasien, den Präferenzen und der Selbstdefinition.

Ermann (2019a) liest Freuds Konzept der psychischen Bisexualität im Hinblick auf die Entwicklung der Geschlechtsidentität. Die endgültige sexuelle Identität gestaltet sich in Identifikations- und Verdrängungsprozessen im Zusammenhang mit der Triangulierung zu Vater und Mutter. Freud geht in seinem Konzept davon aus, dass jeder Mensch unbewusste Vorstellungen davon hat, im Besitz beider Geschlechtsorgane zu sein, Anlagen für männliches und weibliches Verhalten in sich trage, aktive und passive Wünsche an Liebesobjekte hege und eine Bereitschaft habe, sowohl heterosexuell als auch homosexuell zu begehren. Geschlechtsidentität ist ein Teilbereich der Gesamtidentität eines Menschen. Hervorzuheben sind die unterschiedlichen Vorstellungen von Geschlechtsidentität als Kern (Stoller 1968) oder als Hülle (Quindeau 2014). Die Kerngeschlechtsidentität geht von einem subjektiven Kernselbst aus, das sich auf die Faktoren der gegebenen biologischen Körperlichkeit, der Resonanz mit der sozialen Umgebung und der Selbstwahrnehmung des eigenen Körpers bezieht und insgesamt lebenszeitlich überdauernd ist. Die Vorstellung von einer Kerngeschlechtidentität beinhaltet, das wesentliche Eigenschaften vorhanden sind, die im Verlauf des Lebens zur Entfaltung gelangen (Kernberg 1998). Das biologisch geschlechterbinäre Modell geht davon aus, dass sich Menschen primär mit einem männlichen oder weiblichen Geschlecht identifizieren (Freud 1905).

Ilka Quindeau erweitert das Modell zur konstitutionellen Geschlechtervielfalt, in der Geschlechtsidentität als „Hülle“ konzipiert wird. Hier gilt der Gedankengang, dass Geschlechtsidentität ein lebenslanger dialektischer Prozess zwischen den Polen der Männlichkeit und Weiblichkeit ist, der fortwährend umgeschrieben wird. Die Hülle kann als „umhüllter Raum“ gedacht werden, mit Vorstellungen von Spiel- und Zwischenraum (Schweizer 2018).

Ermann (2019a) unterscheidet zwischen Cis-Identität (das innere Bild der Person entspricht dem biologischen Geschlecht, dem sie nach der Geburt zugewiesen wurde) und Trans-Identität (das innere Bild entspricht nicht dem Geschlecht, dem es nach der Geburt zugewiesen wurde). Ein Teil der Transpersonen fühle sich binär dem anderen Geschlecht zugehörig, ein anderer Teil versteht sich „gender fluid“ – das heißt, zwischen den weiblichen und männlichen Polen fluktuierend.

4.2.2 Transidentität

Das Phänomen der Transidentität befindet sich im fachlichen Diskurs in einem lebendigen Veränderungsprozess. Der Begriff „Transidentität“ definiert und beschreibt eine Variante der Identitätsentwicklung, die unabhängig von psychischer Gesundheit oder Krankheit zu sehen ist.

Diagnostik

Der – derzeit immer noch verwendete – Begriff „Transsexualität“ wird im ICD-10 als eine von mehreren Geschlechtsidentitätsstörungen beschrieben, insgesamt dem Bereich Persönlichkeits- und Verhaltensstörungen (F64.0) zugeordnet und als Wunsch, dem anderen Geschlecht anzugehören, definiert. Dieser Wunsch geht häufig mit einem starken Unbehagen dem eigenen anatomischen Geschlecht gegenüber einher. Dieses Gefühl beinhaltet den Drang, sich durch chirurgische oder hormonelle Behandlungen dem bevorzugten Geschlecht anzugleichen (Dilling/Freyberger 1999). In dem 2022 erscheinenden ICD-11 wird ein entscheidender Schritt in Richtung Entpathologisierung vorgenommen. Transidentität wird aufgrund des gewandelten Verständnisses der Symptome, steigender gesellschaftlicher Akzeptanz und den damit einhergehenden geänderten politischen Vorgaben nicht mehr als psychische Störung definiert (Nieder/Strauß 2019). Begriff und Diagnose wandeln sich zu „Genderinkongruenz“. Diese Diagnose ist dann dem Abschnitt „Probleme/Zustände im Bereich sexueller Gesundheit“ zugeordnet (Rauchfleisch 2019).

2018 ist die S3-Leitlinie zur Diagnostik, Beratung und Behandlung von Geschlechtsinkongruenz, Geschlechtsdysphorie und Transgesundheit fertiggestellt worden. Im Fokus steht die transunterstützende Gesundheitsversorgung unter Berücksichtigung von Körper, Psyche und sozialer Situation, deren Ziel die Reduktion der Geschlechtsinkongruenz – und dem damit verbundenen Leidensdruck ist (Nieder/Strauß 2019).

Die Behandlung transidenter Personen hat sowohl aus medizinischer, als auch aus psychologischer Sicht eine besondere Bedeutung und Verantwortung, insbesondere, wenn Menschen sich zu Hormonbehandlungen oder chirurgischen Eingriffen entschließen. Aus medizinischer Sicht wird ein gesunder Körper modifiziert. Alle involvierten Disziplinen müssen ihre Denkstile umwandeln, indem sie dem psychischem Empfinden des Einzelnen den weitaus größeren Stellenwert beimessen als dem somatischen klinischen Befund (Nieder/Strauß 2019). Die Psychologie hingegen muss bei aller Subjektivität „richtige“ von „falschen“ Aussagen trennen, um über eingreifende Maßnahmen und die psychische Verarbeitung urteilen zu können. Dabei müssen sämtliche psychische Komorbiditäten und deren Wechselwirkung zur Transidentität eingestuft werden. Die Gate Keeping Funktion der Psychologie besteht zunächst einmal darin, massive, körperliche, irreparable Eingriffe in den Körper einer Person im Sinne einer Heilung der Gesamtpersönlichkeit zu diagnostizieren. Dieses bedarf einer verantwortlichen Diagnostik, um Transpersonen hinsichtlich ihrer Persönlichkeit und der eventuell vorliegenden Störungen einschätzen zu können. Dazu ist eine intensive Beziehungsgestaltung notwendig.

Erklärungsversuche zur Entstehung

Nieder (2013) geht davon aus, dass unter anderem genetische und neuroendokrinologische Bedingungen sowie Umweltbedingungen die Entstehung von Transidentität beeinflussen. Wilhelm F. Preuss (2019) beschreibt, dass ein basales Geschlechtszugehörigkeitsempfinden – ob eindeutig oder diffus – gegeben ist und dass es ein geschlechtliches Verhalten gibt, auch wenn es nicht den gesellschaftlichen Erwartungen entspricht. Das Geschlechtszugehörigkeitsempfinden lässt sich am ehesten an der Stimmigkeit oder Unstimmigkeit zwischen der empfundenen Geschlechtszugehörigkeit und den Geschlechtsmerkmalen festmachen. Aufgrund dieses primären Geschlechtsidentitätsempfindens organisieren sich die Selbst- und Objektrepräsentanzen und die Objektbeziehungen.

Michael Ermann (2019b) sieht im Kontext zunehmender Gender-Diskongruenz und der Vervielfältigung von Sexualität und Sexuellem einen Schritt zur Überwindung binärer Geschlechtsvorstellungen. Die Berührung des sexuellen Körpers mit dem imaginierten psychischen sexuellen Erleben im Zwischenraum der Transidentität eröffnet einen symbolischen Raum. Er hält allerdings die bestehenden Konzepte von „männlich“ und „weiblich“ als Bezugsrahmen für unentbehrlich.

Transidentität und KBT

Die Heterogenität der Entwicklungswege transidenten Erlebens und die eventuell mit ihr verbundenen Körpermodifikationen sind in die Behandlung genauso einzubeziehen wie ein psychodynamisches/psychoanalytisches und medizinisches Verständnis.

Ein ausführlicher Überblick über die Behandlungsansätze einschließlich der operativen Maßnahmen und der operativ hergestellten Geschlechtsmerkmale ist bei Katharina Jacke (2016) zu finden.

Die (körper-)psychotherapeutische Versorgung in der Phase der Vorbereitung zum Rollenwechsel sollte die Vorstellung über die Veränderung des Körpers (und den damit verbundenen Abschiedsprozess und Leidensdruck) mit einbeziehen. Insgesamt geht es darum, die Emanzipation von Erwartungen an die alte und neue Geschlechtsrolle zu unterstützen, und/oder die Uneindeutigkeiten anzunehmen und für die individuelle Lebenssituation positiv zu besetzen. Im Hinblick auf das Körpergedächtnis und die Körpererinnerungen ist das biografisch neuro-psychobiologische Sein vor der Geschlechtsangleichung in der Behandlung zu berücksichtigen. Der „Umbau" des als inkongruent erlebten Körpers kann mit Verunsicherungen und Schmerzen einhergehen, die einer liebevollen Annahme bedürfen. Letztlich liegt die Bedeutung der Behandlung in dem intersubjektiven Spiegelungsprozess für körperliche Zustände, die zu einem kohärenten Selbstempfinden führen.

In aller Regel kommen transidente Personen in die stationären und ambulanten psychosomatischen/psychotherapeutischen Behandlungen, wenn es neben den verständlich verunsichernden Erfahrungen während der Geschlechtsdysphorie zu weiteren psychischen Beeinträchtigungen kommt. Demnach sind die folgenden Kasuistiken nicht repräsentativ für transidente Personen generell, die durchaus auch ohne psychische Beeinträchtigungen oder (körper-)psychotherapeutische Begleitung durchs Leben gehen können. Die gewählten Kasuistiken haben eine für die KBT bedeutsame, aber auch störungsspezifische Behandlungskomponente.

BEISPIEL

KBT-Kasuistik: Vom Verloren-sein in der Welt und im Körper

Diese junge transidente Patientin brachte zusätzlich verschiedene Diagnosen aus den Bereichen der affektiven Störungen und Persönlichkeitsstörungen mit. Selbstverletzendes Verhalten und mehrere Suizidversuche nach der geschlechtsangleichenden Operation waren der Anlass zur stationären Aufnahme. Sie lebte allein, den Kontakt zur Herkunftsfamilie beschrieb sie als sehr eingeschränkt, zumal ihre geschlechtsangleichende Operation nicht toleriert wurde. Seit der Operation möchte sie sich auch nicht mehr selbst berühren. Sie habe sich das Ergebnis sehr anders gewünscht.

Die KBT-Behandlung bestand in einer Kombination aus Gruppen- und Einzeltherapien.

Der Fokus in den Gruppentherapien lag in der strukturierten Körperwahrnehmung, um ihr überhaupt eine Beschäftigung und einen Zugang zum „neuen" Körper zu ermöglichen. Dazu benötigte sie immer wieder den Schutz des eigenen Platzes im Raum; Partner- und Gruppenangebote konnte sie nicht durchführen. Die meiste Zeit saß sie einfach nur da mit gesenktem Kopf, die kinnlangen Haare fielen ihr ins Gesicht. Mein Gegenübertragungsgefühl war eine Mischung aus Traurigkeit und Hoffnungslosigkeit.

Zu diesem Zeitpunkt wurde in unserer Teamkonferenz die Dringlichkeit einer KBT-Einzelbehandlung besprochen. Die Einzelbehandlung begann so, dass wir zunächst einmal ausmachten, wie wir zueinander sitzen möchten. Die respektvolle Nähe-Distanz-Regulierung ermöglichte ihr Vertrauen zu fassen; die Grenzen werden nicht überschritten.

In den KBT-Einzeltherapien konnte sie sich allmählich öffnen und über ihre Enttäuschung hinsichtlich der Geschlechtsangleichung, über ihr biografisches Selbsterleben und die körperliche Entwicklungsgeschichte als heranwachsender Junge sprechen. Die diagnostische Einschätzung der Transidentität, verbunden mit der Borderline-Persönlichkeitsstörung, hatte insoweit ernüchternde Folgen, als dass die Patientin hoffte, mit ihrem Wechsel der Geschlechtsidentität auch ihre Vergangenheit ablegen zu können.

In den KBT-Einzeltherapien arbeiteten wir sorgfältig an der Besetzung des Körpers über (Selbst-)Berührungen und suchten gemeinsam nach Worten für körperliche Wahrnehmungen und Affekte und versuchten so, den Prozess der „hormonellen und operativen Verwandlung“ intrapsychisch zu besetzen. Durch die Veränderung des Körpers (besonders im Hinblick auf die Hormontherapie) hatte sie ihr sicheres Gefühl für ihre Körpergrenzen verloren. Die Sicherheit wurde zunächst durch Übungen zur Körperwahrnehmung mit festen und schweren Gegenständen (Holzstäbe, Sandsäckchen, Steine) gefördert, die langsam in ein feines Spüren mit weichen und leichten Gegenständen übergingen.

Besonders bedeutsam war der Prozess des Spiegelns in der therapeutischen Beziehung. Die Tatsache, dass und wie ich meinen eigenen Körper berührte, ermöglichte ihr, es auch zu tun, bei mir abzuschauen und so über den Prozess der Selbstberührung eine libidinöse Besetzung zu beginnen.

Im Nachgang dazu begann der Prozess der symbolischen Gestaltung in Form von Körperbildern. Zunächst wählte die Patientin für ihre inneren Repräsentanzen ausschließlich harte, kantige Gegenstände. Im Wechsel zwischen Selbstwahrnehmung, Selbstberührung und Symbolisieren konnten die einzelnen Körperpartien weicher und differenzierter besetzt und symbolisiert werden.

Die Ambivalenz dem (nun) weiblichen Körper gegenüber wurde besprechbar. Sie habe die Entscheidung zur Geschlechtsangleichung zwar nie bereut, habe das Ausmaß der damit verbundenen Eingriffe, Schmerzen und Veränderungen aber unterschätzt.

„Und diese scheiß Hormone muss ich jetzt ein Leben lang nehmen ...“

Poststationär wäre für diese Patientin eine hochfrequente Körperpsychotherapie von großer Bedeutung. Leider war sie in dem körperlichen und psychischen Prozess der Geschlechtsangleichung weitgehend allein und fühlte sich „verloren in der Welt“.

Körpererfahrungen

Körpererfahrungen sind alle leiblichen Erfahrungen eines Menschen, die bereits im Mutterleib beginnen. Körpererfahrungen bilden sich in aktiven und passiven Bewegungs-, Wahrnehmungs- und Handlungsmustern. Körpererfahrungen sind sowohl Tonus, Haltung und Wachheit bzw. Müdigkeit, als auch Körpergefühle und Körperwahrnehmungen wie z.B. Hunger, Frieren und Schmerz. Diese früh angelegten Erfahrungen werden im impliziten Gedächtnissystem gespeichert und sind prinzipiell nicht erinnerbar (Grawe 2004). Beim Ablauf impliziter Prozesse sind andere Hirnareale aktiv als bei expliziten Prozessen. Diese werden in der Regel frühzeitig automatisiert. Hier sind alle „einfachen“ motorischen Aufgaben, wie tasten, greifen, sitzen, stehen, gehen ... gemeint. Leben, Erleben und Gestalten zwischenmenschlicher Beziehungen sind ein überwiegend implizites, intuitives und automatisiertes Geschehen. Es ist aufs Engste verbunden mit Emotionen und Affekten. Die problematischen Abläufe, die einer psychotherapeutischen Behandlung bedürfen, gehen vom impliziten Funktionsmodus aus (Grawe 2004).
Die KBT schafft mit einer Kombination von Handlungsansatz und tiefenpsychologischer Fundierung einen Zugang zu den impliziten Gedächtnisinhalten (Paluselli 2006). Die implizite Gedächtnisstruktur wird auch als Wiedererkennungsgedächtnis bezeichnet. Die konzentrierte Vorgehensweise moduliert neuronale Aktivität und beeinflusst die Empfänglichkeit. Auf-

merksamkeit verbessert die Verarbeitung sensorischer Reize; Erwartungshaltung und tatsächliches Erleben können neu organisiert werden.
Die Verbindung von Konzentration mit Bewegung schafft Zugang zu dieser Gedächtnisart. Unbewusste Beziehungserfahrungen und automatisierte Bewegungsabläufe sind in der gleichen Hirnregion gespeichert. Die Aktivierung automatischer Bewegungsabläufe lässt auch die mit diesen Handlungen verbundenen unbewussten Beziehungserfahrungen bewusst werden (Paluselli 2006).
In dem oben genannten Beispiel der transidenten jungen Frau ist davon auszugehen, dass sie Zugang zu ihrem impliziten Gedächtnis erhielt, als sie feststellte, dass sie schon immer als Mädchen leben wollte. Die ersten expliziten Erinnerungen daran hatte sie mit sieben Jahren. Zu vermuten ist – und das beschreiben die psychoanalytischen Theorien – eine frühe körperliche Inschrift der sexuellen Identität, die durch Beziehungsmuster erfolgt. Transidentität ist damit im impliziten Gedächtnis gespeichert. Durch die körperpsychotherapeutischen Angebote gelang eine heilsame Annäherung an früh angelegte Identität.

BEISPIEL

KBT-Kasuistik: „Am liebsten würde ich fliegen können"

Ein junger Mensch – biologisch noch im weiblichen Geschlecht – verstand sich transident und wollte mit einem männlichen Vornamen und im männlichen Personenstand angesprochen werden. Erste Hormontherapien zur Geschlechtsangleichung waren nach seinen Angaben bereits erfolgt.

Die Diagnosen „Transsexualität", Borderline-Persönlichkeitsstörung und Anorexia-nervosa (derzeit BMI 15) wurden bereits in verschiedenen Aufenthalten in der Kinder- und Jugendpsychiatrie gestellt.

Mir begegnete im Erstkontakt ein zierlich androgynes Wesen. In den KBT-Gruppenstunden zeigte er sich interessiert und aufgeschlossen, gab adäquate Rückmeldungen zu seinem Körpererleben. Auf der Station und in der KBT-Gruppe ging er offen damit um, dass er biologisch noch eine Frau sei, sich aber als Mann erlebe. Für ihn schien nichts ein Problem zu sein, ein subjektiver Leidensdruck – der einen stationären Aufenthalt rechtfertigen würde – war nicht erkennbar. In der Gegenübertragung löste er in mir Reaktionen von „fasziniertem Hinschauen und ihn gleichzeitig nicht wirklich wahrnehmen können" aus. Eine Form der Durchsichtigkeit – der Substanzlosigkeit – umgab sein Wesen. Der prozessorientierte strukturelle KBT-Gruppenfokus lag auf der Herstellung von Bodenkontakt (substantiellem Geerdet-Sein) und in der Wahrnehmung der Körpergrenzen. Wir arbeiteten immer wieder mit Gewichten (Sandsäckchen, Steinen, schweren Kissen), die ihn seinen Körper im Stehen oder Liegen spüren ließen.

In einer der KBT-Gruppenstunden, in der die Patientinnen und Patienten den Raum aus verschiedenen Perspektiven betrachteten, stellte er sich auf einen Stapel von Sitzkissen, breitete die Arme aus und sagte mit einer tiefen Sehnsucht „am liebsten würde ich fliegen können!" Sofort hatte ich die Assoziation von Peter Pan – dem Jungen der nicht erwachsen werden wollte – und gleichzeitig überkam mich eine tiefe Traurigkeit und ich dachte daran, dass dieser junge Mensch vermutlich Fantasien in eine andere Daseinsform oder gar in einen Suizid haben könnte.

Meine Ohnmacht hinsichtlich seiner „Körperlosigkeit" ließ mich KBT-Einzeltherapien initiieren. In diesen Stunden arbeiteten wir vorwiegend am Körperbild und in der Berührung.

In der ersten KBT-Einzelstunde bat ich ihn, sich auf eine Decke zu legen und leitete eine basale Körperwahrnehmung der Körperauflage an. Anschließend bat ich ihn, die Gesamtheit seiner Körperauflage zu erfassen, so – als würde er an einem warmen Sandstrand liegen – und etwas tiefer einsinken. Er sollte die Körperauflage vom Scheitel bis zur Sohle und in den körperlichen Ausdehnungen wahrnehmen. Anschließend bestand seine Aufgabe darin, die erfassten Körperumrisse mit Seilen auf die Decke zu legen. Dieses entspricht der innerlichen Idee von dem eigenen Körperschema. Anschließend bat ich ihn, Symbole für sein körperliches Empfinden in die Umrisse zu legen.

Der Patient konnte seine Körperumrisse sehr gut einschätzen. Das ist im Hinblick auf seine Anorexia-nervosa erstaunlich. Patientinnen und Patienten mit dieser Diagnostik weisen in ihrem Körperschema in aller Regel erhebliche Diskongruenzen auf. Mit Hilfe der Gegenstände in der Symbolisierung berichtete er, dass er möglichst schnell schwanger werden möchte, sich mit seinem Partner zwei Kinder wünsche, um anschließend die Geschlechtsangleichung in vollem Umfang zu vollziehen. Über die hormonelle Situation einer Schwangerschaft sei er sich durchaus im

Klaren. Und wieder meine Diffusität: Eine biologische Frau – der als Mann leben und angesprochen werden möchte – erste hormonelle Therapien dahingehend seien erfolgt – und der gleichzeitig einen Kinderwunsch realisieren möchte?

In Absprache mit dem Patienten arbeitete ich mit deutlich haltgebenden Berührungen weiter, um der körperlichen Substanz mehr Stabilität zu vermitteln; zunächst mit festen Gegenständen (Igelball, einem kleinen Holzstab), dann mit weicheren Materialien (leichte Kissen, ein tupfendes Tuch) und später mit der direkten Berührung durch meine Hand. Wenn ich ihm Halt gab, ihn mit meinen Händen an den Schultern, dem Rücken und den Seiten stützte, überkam mich häufig eine Mischung aus tiefer Traurigkeit und mütterlicher Fürsorge. Nie hatte ich das Gefühl einen männlichen oder weiblichen Körper zu berühren. Immer leitete mich die Idee „Du bist ein geliebtes Menschenkind".

Welche Inschriften hat dieser junge Mensch wohl sehr früh erfahren? Aus der Biografie war extreme Vernachlässigung, mangelhafte Ernährung und körperliche Gewalt bekannt. Unter der selbstbewussten Oberfläche wurde eine tief verletze Seite spürbar.

Nach sechs Wochen Behandlung in der psychosomatischen Klinik stellte sich entgegen den hormonellen Therapien die Menstruation ein. Die Ambivalenz in diesem jungen Menschenkind war spürbar. „Seine Periodenblutung" war ein Anlass für ihn, die Behandlung abzubrechen. Anstatt sich diesem Phänomen mit all seiner Komplexität und Brüchigkeit zu stellen, flog er davon …

4.3 Sexuelle Orientierung

Judith Le Soldat geht von einer androgynen Geschlechtsidentität aus, die sich im Lebensverlauf ständig weiterentwickelt. Es gebe eine „ununterscheidbare Vielfalt von Homo-, Hetero-, Transsexualität, mit allen Zwischenstufen und Übergangsformen, […] die entlang sehr variationsreicher Entwicklungslinien schließlich ihre, für jeden einzelnen spezifische Ausdrucksform findet" (Le Soldat 2018, 230). Wie Judith Le Soldat gehen viele Psychoanalytiker*innen von einer ursprünglich bisexuellen Partner*innen-Orientierung aus, zu der nicht nur die gelebten, sondern auch die fantasierten Anteile gehören.

Sie alle beziehen sich auf den klassischen Text von Sigmund Freud „Drei Abhandlungen zur Sexualtheorie“ (Freud 1905/1991), der (mit Umschriften) hochaktuell geblieben ist. Freud entwickelt darin seine Theorien zur Bisexualität und bekräftigt diese als Grundhaltung der Psychoanalyse:

> *„[...] daß alle Menschen der gleichgeschlechtlichen Objektwahl fähig sind und dieselbe auch im Unbewußten vollzogen haben. [...] Im Sinne der Psychoanalyse ist also auch das ausschließliche sexuelle Interesse des Mannes für das Weib ein der Aufklärung bedürftiges Problem und keine Selbstverständlichkeit.“ (Freud 1905, 48)*

Nach Freuds Auffassung wird die sexuelle Orientierung mit dem Ausgang des Ödipuskomplexes festgelegt. Eine homosexuelle Objektwahl ergibt sich aus dem Fortbestehen der gleichgeschlechtlichen ödipalen Beziehungsform; eine heterosexuelle Orientierung durch die Fixierung der gegengeschlechtlichen ödipalen Konstellation. Dabei wird deutlich, dass die Psychoanalyse die Objektwahl in den Vordergrund rückt. Damit ist jedoch keine bewusste Entscheidung gemeint, sondern eher die unbewussten Strömungen der Objektfindung, in denen früheste „Erinnerungsbilder“ eine Rolle spielen – die fließenden Quellen sexueller Erregung und Befriedigung erogener Zonen im Streicheln, Küssen und Wiegen. Diese Erinnerungsspuren werden in der Pubertät wiederbelebt und es erfolgt eine komplexe psychische Verarbeitung im Sinne von Umschriften (Quindeau 2008).

Reimut Reiche (1990) kritisiert diese konstituierende Festlegung und weist darauf hin, dass der Ödipuskomplex während des gesamten Lebens dynamisch bleibt und somit eine Umschrift der sexuellen Orientierung in jedem Alter möglich ist. Dieser Wechsel der sexuellen Orientierung wird durch die bisexuelle Objektwahl in der frühen Kindheit möglich, deren eine Variante manifest fortbesteht, während die andere verdrängt, aber im Unbewussten wirksam bleibt (Quindeau 2008).

Freuds konstitutionelle Bisexualität wird von Quindeau erweitert. Sie beschreibt die Objektwahl als ein Konglomerat verschiedener gleich- und gegengeschlechtlicher Aspekte, die sowohl bewusst, als auch unbewusst sein können. Im Liebesobjekt vereinigen sich auf der psychischen und körperlichen Ebene sowohl männliche, als auch weibliche Züge (Quindeau 2008).

Kulturell jedoch wurde (in unerfreulicher Weise) die Heterosexualität zur „normalen“ Sexualität erklärt, da sie Reproduktivität ermöglicht. Die postulierte Bedeutsamkeit der sexuellen Orientierung ergibt sich weniger aus der Sexualität, als aus dem kulturellen Primat der Heterosexualität.

Eltern und Bezugspersonen eines Kindes gehen in der Regel von einer heterosexuellen Entwicklung des Kindes aus. Die gleichgeschlechtliche Orientierung wird erst im jugendlichen Alter sichtbar. Hier ist nun besonders entscheidend, wie das gleichgeschlechtliche Elternteil die libidinösen Wünsche des Kindes spiegeln und annehmen kann. Bei einer vehementen Ablehnung der homo- oder bisexuellen Orientierung kann es zu erheblichen Traumatisierungen kommen (Rauchfleisch 2019).

BEISPIEL

KBT-Kasuistik: Das „Sowohl-als-auch" in der sexuellen Orientierung

Frau K., Anfang 30 kam mit der Diagnose der Depression in einer gegenwärtig schweren Episode in die stationäre Behandlung. Sie berichtete, dass sie ihr Bett und die Wohnung nur noch selten verlassen habe. Frau K. wirkte in ihrem Habitus stämmig und kräftig, eher steif und starr. Im Gehen im Raum fiel auf, dass ihre Wirbelsäule wenig elastisch erschien und sie ihre Arme nah am Körper hielt. Die Angebote in der KBT zur Selbstwahrnehmung mit den verschiedenen Gegenständen interessierten sie. Stets war ihre Atmung hörbar beteiligt. Der Atem wurde mit einem Geräusch angehalten oder kam in Fluss mit ebenfalls entsprechenden Seufzern. Von Beginn an war die Selbstwahrnehmung von „erregten" Zuständen begleitet, die die Patientin wahrnahm und sie sinnlich-emotional befassten, die aber keine Verbindung zu eigenen Themen generierten. Auf mich wirkte es, wie ein autoerotisches Phänomen, ein sinnlich-erotisches Selbsterleben. Dann begann sie in der KBT-Gruppe über ihre (nicht gelebte) Sexualität zu sprechen.

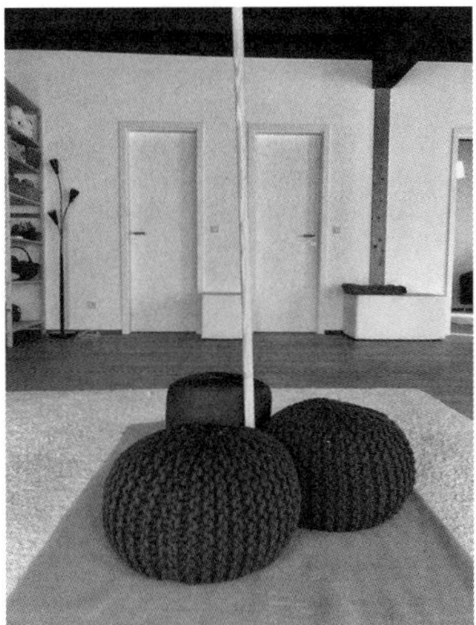

Abb. 2: Holzstab zwischen Kissen

In einem KBT-Angebot, in dem es darum ging, das eigene Selbst symbolisch zu gestalten, war sie damit beschäftigt einen langen Holzstab vertikal auf einem Kissen zu stabilisieren. Dieses geschah wieder in sichtbar erregter Weise mit entsprechender heftig rhythmisierender Atmung. Diese phallische Szene war sprachlich für die Patientin nicht fassbar; sie beschrieb lediglich ihre emotionale Irritation, konnte aber keine aktuellen oder biografischen Zusammenhänge benennen. Die Thematik hob sich latent aus dem Unterbewussten. Immer wieder sprach sie darüber, dass sie unsicher sei hinsichtlich ihrer sexuellen Identität. Sie sei bekennend bisexuell orientiert, würde aber seit langem keine partnerschaftliche Sexualität leben. In den KBT-Gruppenstunden konnte sie ihre Körperlichkeit und Sinnlichkeit weiter entdecken, ohne dass schon Zusammenhänge sichtbar wurden. Alles blieb im szenischen Verstehen und damit in der Symbolisierung, aber noch ohne Worte. Zum Ende der Therapie veränderte sie ihre Frisur: eine Kopfseite war kurz rasiert, die andere zeigte glatte kinnlange Haare.

In der Patientin entwickelte sich ein Bewusstsein, für das „Sowohl als auch" in der sexuellen Identität und in der sexuellen Orientierung. Durch die therapeutische Wertschätzung und Begleitung eines körperlichen Coming Out-Prozesses in der Gruppe konnte sie sich Selbst wertschätzend annehmen.

Die schlafend depressiven Zustände waren kaum noch vorhanden…

In der KBT zeigen sich Szenen auf der nonverbalen Ebene und wir arbeiten mit Symbolisierungen in Form von Gegenständen (anstatt Traumerzählungen). Durch die Ansprache (sowohl der Patientinnen und Patienten, als auch der Therapeutinnen) fördern wir die Bewusstwerdung unbewusster Prozesse. Das oben genannte Fallbeispiel lässt Erkenntnisse sowohl zur Objektwahl, als auch zum sinnlich-sinnhaften Erleben während der szenischen Gestaltung zu.

Besonders eindrücklich befasst sich Alfred Lorenzer (2006) mit dem „szenischen Verstehen". Er benennt, dass Sprache und Unbewusstes auseinanderliegen, weil die Einschreibung von Lebenseindrücken in Form von Bildern geschieht. Erinnerungsspuren (noch) sprachloser Interaktionen sind Niederschläge erlebter und Modelle künftiger Handlungen.

„Erinnerungsspuren sind hinsichtlich ihres körperlichen Substrats betrachtet – Engramme, die nicht erst zentralnervös zu existieren beginnen, sondern schon in der Körperperipherie sich einzeichnen, um als Spur angefangen von peripheren Eintragungen in den Sinnes- und Muskelapparaten, über Reflexbögen, Stammhirnschaltungen nach oben zu laufen." (Lorenzer 2006, 18)

Bewusstsein entsteht erst aus der Verknüpfung von szenischen Erinnerungspuren mit hinzugefügten Wortvorstellungen (sprachsymbolische Interaktionsformen.) Sprachsymbole sind weniger „sinnlich" als Gegenstände, die in Form sensomotorischer Verknüpfungen eine höhere innere Repräsentanz erhalten.

Körpererinnerung geschieht über das Wiedererkennen. Dabei handelt es sich um einen Zugang auf der Affekt-Wahrnehmungs-Handlungsebene, womit im Vergleich zum kognitiven Ansatz des Erinnerns unmittelbar Unbewusstes erreicht wird (Paluselli 2006). Emotionale Reaktionsbereitschaften, die im impliziten Gedächtnis gespeichert sind, sind durch Gespräche allein nicht beeinflussbar. Mit jedem KBT-Angebot sind die Patientinnen und Patienten angehalten, neue Lösungen zu finden, die sie mit der Gefühlswelt konfrontieren. Die Sensomotorik, verbunden mit einem aufmerksamen und aktivierten Gehirn und der affektiven Ansprache, eröffnet einen erweiterten Zugang zum Selbst. Körpererinnerungen können nicht nur im impliziten, sondern auch im expliziten Gedächtnis dem Bewusstsein unzugänglich sein.

„Der Weg vom szenischen Zusammenspiel über das Bildverstehen zum Benennen der Szene ist die Zentralachse der psychoanalytischen Technik. Indem das szenische Spiel gespielt wird, stellt sich die Inszenierung auf drei Ebenen strukturell übereinstimmend ein: im szenischen Interagieren auf der tiefsten, nicht sprachlichen Ebene, im szenischen Verstehen auf der Ebene der Traumerzählung, und, auf der höchsten Ebene, Beim-Namen-Nennen der Szene. Das szenische Moment verbindet das sprachlose Zusammenspiel mit den Bilddarstellungen und diese mit dem „Beim-Namen-Nennen." Es stellt die vertikale Verknüpfung der Tiefe mit dem Bewusstsein her – quer durch alle Barrieren, auch jener, an der … ein bloß intellektueller Verstehenszugriff scheitert. Die Resymbolisierung und das heißt das Bewusstwerden des Unbewussten verläuft in dieser Linie." (Lorenzer 2006, 36)

BEISPIEL

KBT-Kasuistik: Homoerotische Spannung auf dem Seil

In der KBT-Gruppe mit zehn Patientinnen und Patienten war die Gruppendynamik konstruktiv und so konnte in dieser Stunde an dem Thema Bindungserleben gearbeitet werden. Nach anfänglichen Angeboten zur Körperwahrnehmung mit dem Seil, wurden partnerschaftliche interpersonelle Erfahrungen initiiert. Zwei Menschen hielten zwei Seile an den jeweiligen Enden zwischen sich und konnten so zunächst Selbst- und Objektwahrnehmung reflektieren.

Frau A. und Frau B. standen sich mit ihren Seilenden gegenüber. Nach anfänglich spielerischen-, teils kräftigen Experimenten, wurden die Bewegungen immer feiner und sinnlicher. Zunächst wurde es sehr still zwischen den beiden, dann wurden die Bewegungen von kleinen lachenden Tönen begleitet. Am Seil entlang tasteten sie sich aufeinander zu, berührten und ertasteten ihre Hände, bevor sie sich wieder voneinander entfernten. Dieses Bewegungsmuster wiederholte sich mehrfach, dann standen sie einige Zeit still und ließen die Seilenden nacheinander los. Während dieser Szene war eine erotische Spannung deutlich spürbar. In der abschließenden Gesprächsrunde sagte Frau A., dass sie nun ein Geheimnis habe und Frau B., dass sie die Übungen mit dem Seil als sehr intim empfunden habe. Sowohl meine Rückmeldung, dass ich eine erotische Spannung wahrgenommen habe, als auch meine Fragen, ob das körperliche Beziehungserleben in einen biografischen Kontext oder in eine aktuelle Thematik eingebunden werden könne, fanden keine Resonanz.

Zwischen den beiden Frauen begann auf der Station ein „Paarbildungsprozess", sodass diese KBT-Szene im realen Beziehungsraum verortet wurde. Die bisher von beiden Frauen gelebten heterosexuellen Beziehungen fanden eine Erweiterung. Das sinnlich-sinnhafte Erleben in dieser Szene eröffnete einen erotischen Raum zwischen den Frauen. Als Sprachsymbole wurden „Geheimnis" und „Intimität" benannt. Meine Intervention zur weiteren Bearbeitung im biografischen Kontext gelang deshalb nicht, weil es bei beiden Frauen bisher bewusst ausschließlich heterosexuelle Kontakte gab. Das unter- oder gar unbewusste Erleben homoerotischer Empfindungen wurde in dieser Szene erst entdeckt.

Insgesamt wirft die Beschäftigung mit weiblicher und männlicher Homosexualität die Frage auf, wie sinnvoll eine Kategorisierung von Hetero- und Homosexualität überhaupt erscheint. Weder Homo- noch Heterosexualität sind ein spezifischer Typus einer einheitlichen psychischen Entwicklung oder Struktur. Die sexuelle Orientierung ist lediglich ein Merkmal von vielen, die den Menschen in seinem Persönlichkeit ausmachen. Sexualität ist zwischen den verschiedenen Polen der Hetero- und Homosexualität zu verorten. Diese Konzeptualisierung orientiert sich an der Komplexität von Sexualformen und sucht konventionelle Wertungen zu vermeiden. Die Pole der differierenden Dimensionen sind sowohl intrapsychisch, als auch interpersonell in sexuellen Beziehungen zu finden (Quindeau 2006). Trotz aller Liberalisierung und Anpassung (Ermann 2019b) nehmen Homosexuelle dennoch lediglich eine „Scheintoleranz" unter der Oberfläche wahr (Henze et. al. 2019), die wir in den KBT-Gruppen nicht unbeachtet lassen können. Sobald sich diese Spannungen zeigen, ist es notwendig, an den subjektiven Vorstellungen von sexueller Orientierung zu arbeiten. Jede Person kann zunächst Symbole für die eigenen geschlechterbinären Vorstellungen wählen („meine sexuell weiblichen/ männlichen Seiten"). Die Symbole ermögichen es, z.B über Ängste und Zuschreibungen zu sprechen.

BEISPIEL

KBT-Kasuistik: „Vom aggressiv sexuellen Begehren der Frauen"

In der KBT ist es durchaus üblich, sich mit weiblichen und männlichen Anteilen in der Symbolisierung in subjektiver Form zu befassen. Darin finden die gängigen Vorstellungen dessen, was männlich und was weiblich sein könnte, nicht nur persönlichen, sondern auch einen gesellschaftlich-konstruktivistischen Ausdruck.

Die Patientinnen und Patienten einer Gruppe wurden im Liegen unter genauer Ansprache ihrer Körperteile angeleitet, die Auflage ihres Körpers zu erfassen, um anschließend die Umrisse ihres Körpers mit Seilen auf die Matte zu legen. Dieses Angebot diente dem Abgleich der inneren Repräsentanz zur äußeren Begrenzung und damit der Arbeit am Körperschema. Diese Arbeit löst häufig Neugierde aus: „ob die Umrisse wohl stimmen können, ob ich hineinpasse …"

Frau F. mochte die KBT nicht, jedes Mal komme etwas anderes zu Tage, was sie in ihrer gewohnten Art zu denken störe und immer diese Gefühle! Bei dem oben beschriebenen Angebot legte sie ihre Umrisse sehr präzise. Sie passte gut hinein und war mit dem Ergebnis zufrieden. Ich bat die Patientinnen und Patienten sich an das Fußende ihrer Gestaltung zu stellen, diese zu betrachten und der inneren Resonanz zu folgen. Plötzlich rief Frau F. erschrocken und laut in den Raum: „Das sieht ja aus wie ein Penis, wie kommt denn das! Ich bin doch eine Frau!?"

Die anderen Gruppenteilnehmerinnen und -teilnehmer schauten auf ihre Gestaltung und bestätigten ihre Interpretation der Schlaufe, die zwischen den Beinen sichtbar war. Die Irritation der Patientin erlaubt mir die Frage, ob sie sich vorstellen könne, dass sie als Frau auch eine „männliche sexuelle Seite" haben und ausleben dürfe. Sie verstummte und wurde nachdenklich, berichtete, dass sie Sexualität so auslebe, wie sie es sich in weiblicher Form vorstelle, um „endlich" ihren Kinderwunsch zu erfüllen.

(Dieser war allerdings höchst ambivalent besetzt.) In der Fantasie gebe es jedoch auch den Wunsch, einmal Sexualität mit einer Frau zu leben. Diesen Wunsch nach homosexuellem Leben sprach sie eindeutig und klar aus. Die unterbewusste Symbolisierung des Körperbildes ermöglichte ihr den Zugang zu ihren Wünschen nach sexueller Orientierung. In den KBT-Einzeltherapien konnte sie nun auch ihre Fantasien nach aggressivem sexuellen Begehren zulassen.

Das Ausleben des potenten weiblichen sexuellen Begehrens und die damit verbundene Aufwertung der subjektiv gelebten Sexualität ist trotz aller Liberalisierungen gesellschaftlich eher negativ konnotiert, weibliche sexuelle Handlungsfähigkeit mit geschlechtsnormabweichenden Attributen assoziiert (Klein 2019).

Interessant ist auch, dass sich auf der Station einer psychosomatischen Klinik mit 20 Behandlungsplätzen eine Konstellation ergab, in der gleichzeitig vier homosexuelle Frauen und zwei homosexuelle Männer in der Gruppe der Patientinnen und Patienten waren. Daraus ergaben sich komplexe „andere" sexuelle (Gegen-) Übertragungskonstellationen (Rauchfleisch 2019).

4.4 Sexuelles Selbsterleben

4.4.1 Sinnlichkeit, Hingabefähigkeit und Begehren

Die argentinische Analytikerin Alcira Mariam Alizade (2014) befasst sich in ihrem Buch zur weiblichen Sinnlichkeit mit dem sinnlichen Empfinden und erotischen Erleben des Körpers. Im Vorwort schreibt sie:

„In diesem Buch spreche ich über einen Körper, der zugleich sinnlich und in ständigem Austausch begriffen ist zwischen Affekt und Repräsentanz, zwischen Primärvorgang mit seinen verschiedenen Schichten von Unbewusstheit und den Organisationen, die den Sekundärvorgang bestimmen. Ich spreche über einen Körper, der den Konflikten und Leidenschaften, den Tücken des Genusses, den Irrtümern der Identifikation sowie den Täuschungen der Objekte im Dienste der Befriedigung narzisstischer und ödipaler Fantasien auf Gedeih und Verderb ausgeliefert ist. Die Sprache und die tiefen Gefühle, die von den Wesen hervorgerufen werden, die über das menschliche Fleisch zirkulieren, hinterlassen Spuren, Zeichen, trophische Hüllen und Wunden, Rauheit und Zartheit." (Alizade 2014, 2)

Das sinnliche Empfinden des Körpers betrifft den Bereich außerhalb der Sprache, die Somatisierungen, die triebbesetzten somatischen Bewegungen und Mitteilungen. Sinnliches Erleben ist mit phantasmatischer Stimulierung verbunden, die das Wiedererleben früherer „psychischer Behälter“ begleiten, die manchmal mit zerstörerischen Aspekten verbunden sein können, sodass viele Subjekte Begrenzungen und Kontrolle ihres sinnlichen Lebens wahren. Sinnlichkeit kann über alle Sinnesorgane erlebt werden. Die sinnliche Situation ist jedoch besonders stark mit dem Hautempfinden und dem Tastsinnessystem verbunden. Im seinem Konzept des „Haut-Ich“ beschreibt Didier Anzieu (1991) drei Funktionen der Haut. Die erste betrifft die Hülle, und damit den Hautkontakt beim Stillen und bei der Pflege, die zweite betrifft die Grenze zur Außenwelt, die dritte beschreibt die Bedeutung für die Entstehung von Beziehungen als „eine reizaufnehmende Oberfläche, auf der die Zeichen dieser Beziehung eingetragen werden“ (Anzieu 1991, 60). Sinnliches Körperempfinden kann sowohl in autoerotischer Form, als auch im intersubjektiven Austausch geschehen, mit verknüpften Fantasien und entsprechenden Wirkungen. Menschen sind immer schon, unabhängig von partnerschaftlichem Bezug, sinnlich sexuelle Wesen.

> *„Sinnliche Wahrnehmung ist der Prozess, anhand dessen ein lebender Organismus sich der Stimulierung bewusst wird. Wahrnehmung ist immer Wahrnehmung einer Beziehung und konstituiert das, was unmittelbar als Erstes gegeben ist. Es ist diejenige Funktion, die sich dem endlosen Fluss der Reize zuwendet, die sich in das Register der Empfindungen, der Affekte, der Vorstellungen einschreiben. Aus dieser Ansammlung von fließenden, unmittelbaren Momenten heraus wird die Welt wahrgenommen. Das Bündel an Eindrücken verbindet die unterschiedlichen sinnlich wahrnehmbaren Qualitäten, eine mit der anderen.“ (Alizade 2014, 36 f.)*

Auch Sebastian Leikert (2019) beschreibt das „sinnliche Selbst“ im Kontext der Psychoanalyse, bleibt dabei aber konsequenterweise distanziert und schreibt vom „Funktionieren der sinnlichen Repräsentation“ (Leikert 2019, 41). Seine Hinwendung zur Körperlichkeit bleibt im verstehenden, beobachtenden Prozess verhaftet, sodass die Sinnlichkeit keine lebendige Repräsentanz erhält.

Das Thema „Sinnlichkeit und Berührung in der KBT“ ist ein zentrales und spannendes Forschungsfeld, dass einer vertiefenden Studie bedarf. Sinnlichkeit und Berührung sind die Grundelemente der KBT. Mit allen Sinnen sich selbst, die Umwelt und die Menschen zu begreifen, ist entwicklungspsychologisch elementar. Es ist aber auch eines der KBT-spezifischen Wirkfaktoren. Sinnlichkeit erleben („Gedankenkreisen“ ausschalten) folgt dem Ziel, einen liebevollen Umgang zu sich und zur Welt zu initiieren. Auch hier gilt das Konzept der Zweizeitigkeit. Wie wertschätzend und sinnlich wir uns erleben, ist in uns eingeschrieben worden. Eine Umschrift bedarf der Reflexion im therapeutischen Prozess.

Patientinnen und Patienten mit psychischen Erkrankungen haben oft ein funktionales Verständnis körperlicher Wahrnehmungen oder Prozesse. Sinnlichkeit als Begriff klingt bereits wie ein Fremdwort. Die Lebendigkeit und Freude, im eigenen Körper zu leben, muss erst wieder angeregt und gefördert werden.

KBT-Angebot: Selbstwahrnehmung mit dem Gymnastikball

1. Bitte nehmen Sie sich einen Gymnastikball, suchen sich einen Platz im Stehen an der Wand und bringen Sie den Ball zwischen Wand und Rücken
2. Versuchen Sie mithilfe des Balles Ihre Körperstruktur zu spüren. Wo finden sie knöcherne Strukturen? Wie nehmen Sie Ihre Schulterblätter, Ihre Rippen, Ihre Wirbelsäule, Ihr Becken, Ihr Steißbein wahr?
3. Wo finden Sie Muskeln und weiches Gewebe?
4. Sie können durch unterschiedliche Bewegungen und unterschiedlichen Krafteinsatz den Ball zwischen Rücken und Wand so bewegen, wie es für sie gut ist. Sind es eher die kraftvollen oder die zarten Bewegungen, die Ihnen guttun?
5. Versuchen Sie, herauszufinden, wo Ihnen der Ball im Rücken besonders guttut und bleiben Sie bei der Körperstelle. Sind Ihre Bewegungen eher funktional oder sinnlich? Versuchen Sie bitte, einen liebevollen Kontakt zu sich herzustellen.
6. Nehmen Sie nun den Ball weg und spüren Sie der Wirkung nach. Was können Sie von Ihrem Rücken nun spüren? Hat die Übung mit dem Ball etwas in der Wahrnehmung verändert?
7. Lehnen Sie sich nun an die Wand. Wie ist der Dialog zwischen Rücken und Wand?
8. Bitte entscheiden Sie sich abschließend, ob Sie frei stehen möchten oder ob die Wand in der haltgebenden Struktur und Temperatur Ihnen gerade guttut.
9. Nehmen Sie die selbstgewählte Haltung wahr und genießen Sie diese noch einen Moment.

Theoretisch-methodische Reflexion

- Dieses Angebot fördert basal die Selbstwahrnehmung und Selbstregulierung. Viele Patientinnen und Patienten entdecken (oft erstmalig), dass sie sich selbst körperlich etwas Gutes tun können, unabhängig von externer Massage. Der Körper muss nicht „abgegeben“ werden, sondern kann selbst erfahren werden.

- Es gibt eine Verantwortung hinsichtlich des Umgangs mit dem eigenen Körper (Dosierung von Kraft, sich schmerzvollen Körperstellen liebevoll zuwenden, das Wohltuende genießen).
- Jedes Tun hat Wirkungen und Nachwirkungen – sich Zeit nehmen, dem körperlichen Sein „nachzuspüren“.
- Eine Haltung finden – zu sich und mit sich selbst ernsthaft befassen.

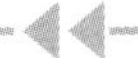

4.4.2 Berührung

Das Körperselbst entwickelt sich durch die frühen Berührungen und rhythmisierenden Bewegungen. Wenn diese haltgebend, liebevoll und beruhigend waren, kann sich eine positive Besetzung des eigenen sensomotorischen Körpers entwickeln und sich ein sinnliches leibhaftiges „In-der-Welt-Sein“ etablieren (Küchenhoff/Agarwalla 2012). Darüber hinaus geschieht durch die Berührungen die Einschreibung der sexuellen Identität (Quindeau 2008).

> *„Von Anfang an schlägt sich die leiblich-affektive Kommunikation zwischen Mutter und Säugling auch im impliziten Gedächtnis des Kindes nieder. Die motorische, die emotionale und die soziale Entwicklung verlaufen nicht auf getrennten Bahnen, sondern verknüpfen sich zu interaktiven Schemata bzw. zu einem zwischenleiblichen Gedächtnis.“* (Fuchs 2017, 200)

Jeder Umgang mit anderen Menschen hinterlässt auf der neuronalen Ebene ein synaptisches Lernen, dem Netzwerkverbindungen von sensorischen, motorischen und limbisch-emotionalen Zentren zugrunde liegen (Fuchs 2017). Der Mensch besitzt von Beginn an ein sensorisches Empfinden. Die Qualität der Berührungen durch frühe Bezugspersonen bestimmt entscheidend unser Körperselbst und unser Beziehungserleben und darüber hinaus auch unser gesamtes So-Sein in der Welt, letztendlich unsere Identität. Ob die Eltern liebevolle körperliche Sicherheit vermittelten ist entscheidend für die Formen der Selbst- und Objektberührung. Damit sich Menschen in der Welt zurechtfinden können, benötigen sie ein Bewusstsein für ihr empfindendes Körperselbst. Das System der Interozeption als Gesamtheit der Innenwahrnehmung, der Wahrnehmung des Bewegungsapparates und der sensorischen Hautreize, vermittelt das subjektive körperliche Erleben. Es ist unmittelbar gekoppelt mit Stimmungen und emotionalen Zuständen (Geuter 2015). Menschen, die in ihrer Kindheit sexuell irritierende Berührungen erfahren haben oder sogar sexuelle Gewalt erlebten, können kein klares Körperselbst entwickeln. Zum Teil werden ganze Körperregionen nicht wahrgenommen, was neurowissenschaftlich mit einer Herabsetzung im singulären Kortex zu erklären ist. Werden durch (Selbst-)Berührungen Hautsensoren und muskulärer Tonus aktiviert, kann diese „Belebung" zunächst Schmerzen oder unangenehme Gefühle von Scham oder Ekel zur Folge haben, da unmittelbar Körpererinnerungen reaktiviert werden. Wenn ein sinnlich eindeutig respektvoller und liebevoller Umgang mit dem subjektiven Körper durch die Bezugspersonen nicht erlebt wurde, konnten sich auch keine fürsorglichen Selbstrepräsentanzen ausbilden.

> *„Das Ziel der Berührungsangebote in der KBT ist es, den Menschen eine Erfahrung zu vermitteln, die ihnen neue Empfindungen für sich selbst und in der Begegnung mit anderen ermöglicht." (Schwarze 2016, 117)*

Häufig wird sowohl die Berührung mit sich selbst, als auch mit anderen Personen als zu nah erlebt. Über die Berührung und die Kontaktaufnahme mit Gegenständen, können verschiedene Qualitäten und Quantitäten erprobt werden, um so überhaupt erst einmal basal ein „Berührt-Sein" zu entwickeln.

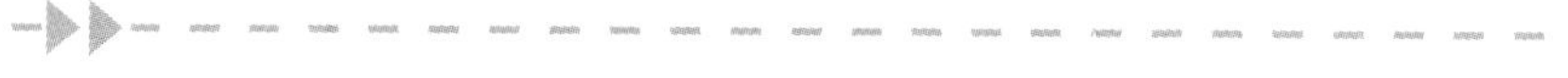

KBT-Angebot: Berührungen

Erste Variante: Die Berührung eines unbelebten Objektes

- Bitte wählen Sie einen Gegenstand und versuchen Sie, diesen in seiner Beschaffenheit genau zu erfassen.
- Wie nehmen Sie das Material wahr? Welche Strukturen können Sie begreifen? Wie ist die Temperatur des Gegenstandes?
- Welche Qualitäten Ihrer Hände können Sie entdecken? Versuchen Sie, den Gegenstand zu be-greifen, zu er-tasten, fest zuzupacken oder sinnlich zu fühlen und zu streicheln.
- Welcher Dialog entsteht zwischen Ihren Händen und dem Gegenstand? Wie passt er in Ihre Hände?
- Wählen Sie eine geeignete Weise, den Gegenstand zu halten, und lassen Sie das einige Minuten in Ruhe auf sich wirken.

Zweite Variante: Die Selbstberührung

- Bitte nehmen Sie sich einen Stab (alternativ: Ball, Sandsäckchen, Steine, Federn…) und versuchen Sie, damit Ihre Körperstruktur zu erfassen.
- Wo entdecken Sie Knochen, wo Muskeln und wo weiches Gewebe?
- Wie reagieren die einzelnen Körperpartien auf den Gegenstand? Welche Körperbereiche sind empfindsam und welche können einen stärkeren Druck aushalten?
- Legen Sie nun den Stab zur Seite und versuchen Sie, eine Selbstberührung mit der Hand zu initiieren.
- Wie können die verschiedenen Körperschichten erfasst, ertastet und begriffen werden?
- Wie tief dringt die Wärme Ihrer Hand in den Körper ein?

Dritte Variante: Das Partnerangebot

- Bitte finden Sie sich zu zweit zusammen.
- Eine Person wird eine aktive Berührung ausführen, die andere erfährt diese Berührung.
- Bitte überlegen Sie zunächst gemeinsam, wie diese Berührung geschehen soll. An welcher Stelle möchten Sie eine Berührung spüren? Wählen Sie zunächst bitte eine Körperstelle, die für Sie positiv oder neutral besetzt ist. Ist es für die andere Person möglich, diese Stelle zu berühren? Wenn Ihnen etwas unangenehm ist, können Sie dieses Angebot jederzeit unterbrechen und versuchen zu verstehen, was Ihr Körper gerade erlebt hat.
- Initiieren Sie als aktive Person nun diese Berührung. Was spüren Sie von der Körperstelle der anderen Person?
- Sie als passive Person nehmen die Qualität der Berührung wahr (warm-kalt, fest-leicht, druckvoll etc.).
- Wie empfinden Sie diese Berührung (angenehm, unangenehm, freundschafllich, erotisch…) und welche Affekte sind damit verbunden (Liebe und Geborgenheit, oder vielleicht eher Angst oder Scham…)?
- Gibt es Fantasien und/oder Erinnerungen zu dieser Form der Berührung?
- Nehmen Sie sich ein wenig Zeit, um der Wirkung nachzuspüren, bevor Sie die Rollen tauschen.
- Nachdem Sie mit beiden Rollen Erfahrungen gemacht haben, tauschen Sie sich bitte aus.

Vierte Variant: Die Triangulierung

- Bitte finden Sie sich zu dritt zusammen.
- Jeweils zwei Menschen legen einer Person eine Hand auf die Schulter oder den Rücken. (Alternativ: berühren im Liegen jeweils einen Fuß…)
- Bitte nehmen Sie in ihren jeweiligen Rollen die Qualität der Berührungen sowie Ihre Affekte und eventuell damit verbundenen Gedanken und Erinnerungen wahr.
- Bitte lassen Sie sich zwischen den Rollenwechseln jeweils ein wenig Zeit.
- Tauschen Sie sich am Ende der gesamten Berührungssequenzen in Ihrer Kleingruppe aus.

Fünfte Variante: Die Gruppe

- Bitte legen Sie sich sternförmig in eine Kreis, so dass Sie mit ihren Füßen in Berührung kommen.
- Können Sie die Unterschiedlichkeit der Füße spüren?
- Gibt es kräftige und/oder auch sinnlich tastende Berührungen?
- Wie initiieren Sie selbst die Berührungen? Bleiben Sie in Ihren Bewegungsmustern konstant oder wechseln Sie die Qualität und Dynamik?
- Ziehen Sie sich nun allmählich aus der Gruppe zurück. Wie ist es, nun wieder ohne Berührung zu sein?
- Spüren Sie der Wirkung dieser Erfahrung nach, bevor Sie aufstehen.
- Wie nehmen die Füße nun den Boden wahr?
- Wir tauschen uns nun gemeinsam in der Gruppe aus.

Theoretisch-methodische Reflexion

„Die KBT bietet die Möglichkeit den gesamten Leib über einen Gegenstand in Ruhe und Bewegung zu entdecken, auf die je subjektive Art mit sich zu sein und zu üben" (Backmann/Brückl 2021, S. 65).
Diese KBT Angebotssequenz ist stufenweise aufgebaut. Sie führt vom Selbsterleben in verschiedene Stufen des bewussten Beziehungserlebens und stellt die Patienten und Patientinnen damit vor komplexere Aufgaben. Welche Angebote durchgeführt werden können, ist stark von der Gruppendynamik und dem Strukturniveau abhängig. Dennoch ist es besonders für Menschen mit körperlicher und/oder sexueller Gewalterfahrung immens bedeutsam, unterschiedliche Stufen der aktiven und passiven Berührungserfahrung ins Bewusstsein zu nehmen und mitzugestalten.

Aus therapeutischer Sicht ist es wichtig, zu neuen Erfahrungen im geschützten Rahmen einzuladen, aber auch die Erlaubnis zu geben, aktiv bestimmte Sequenzen zu beenden, um den Körpererinnerungen Raum zu geben. Dadurch werden die Patientinnen und Patienten erfahrungsbereit. Häufig versuchen sie sich nach einer Unterbrechung noch einmal an der gleichen Erfahrung.

In der Berührung eines unbelebten Objektes wird den Patientinnen und Patienten ein handelnder Zugriff auf die Welt und damit Formen der Nachreifung verschiedener Entwicklungsstufen ermöglicht. Die Komplexität eines Gegenstandes und die verschiedenen Qualitäten der Berührung durch die Hände lassen eine bewussten Dialog entstehen, der ins implizite Gedächtnis wirkt. Unsere Hände sind beständig im Austausch mit der Welt. Diesen Prozess ins Bewusstsein zu nehmen, ist primäre Aufgabe der KBT. Ebenso können die (Qualitäten von) Gegenständen unmittelbar Affekte und Erinnerungen auslösen. (Backmann/Brückl 2021). Weiterhin sind sie mit intrapsychischen Erfahrungen von (Auf-) Nehmen, In-den-Händen-Halten oder Loslassen verbunden.

Die Selbstberührung – zunächst über Gegenstände – ermöglicht den Patientinnen und Patienten die Herstellung eines strukturellen Körperkontaktes, z.B. das Entdecken von festen und weichen Körperanteilen, sowie die damit verbundene Differenzierung der Körperlandschaft. Sie dient auch der Förderung der bewussten Selbstberührung mit den eigenen Händen. Wenn es möglich ist, eine Selbstberührung zu initiieren, kann die Dreidimensionalität des Körpers erfahren werden. Die unmittelbare Berührung einzelner Körperteile oder Körperpartien fördert die Selbstbemächtigung des eigenen Körpers. Die Erfahrungen von sinnlicher Selbstberührung gehen unter die Haut und berühren Menschen in tieferen Schichten. Dieses ist insbesondere für Patientinnen und Patienten mit sexuell missbräuchlichen Erfahrungen wichtig. Sich dem eigenen Körper an den Stellen zuzuwenden, die von anderen Personen missachtet wurden, fördert einen heilsamen Prozess.

In Partnerangeboten kann die Erfahrung gemacht werden, eine körperliche Berührung „vorzubereiten". Das ermöglicht die aktive Mitgestaltung einer Berührung in all ihren Facetten. Es geschieht nichts willkürlich, sondern im hochsensiblen körperlichen Bewusstsein. Dieser Prozess erlaubt Patientinnen und Patienten den Selbstwert in den Fokus zu nehmen und fördert die Regulierungsfähigkeit.

Berührungsangebote in der Triangulierung können sowohl ein tiefes Gefühl der Geborgenheit, als auch extreme Verunsicherung auslösen. Besonders die „passive" Person erfährt gleichzeitig unterschiedliche Berührungsempfindungen, die verarbeitet werden müssen. Hier ist aus therapeutischer Sicht

besonders darauf zu achten, ob Patientinnen und Patienten in eine Starre geraten; und falls das geschieht, aktiv anzuleiten, wie sie wieder wirkmächtig werden können.
Das Gruppenangebot eignet sich am ehesten für Menschen in der KBT Weiterbildung. Es braucht die Erfahrung eines „gesunden" lebendigen Körpers, um diese Form der Nähe zu gestalten. Diese Erfahrung im Liegen fördert regressive und sinnliche Erfahrungen gleichzeitig, die dennoch nicht auf eine Person bezogen sind und damit in den Eindrücken auch irritierend sein können.

4.4.3 Tastsinneserfahrung

Das Tastsinnessystem ist eine Grundlage in der KBT, die diese Therapieform von ausschließlich verbal orientierten Psychotherapien unterscheidet. Das Tastsinnessystem ist das früheste, größte und einflussreichste Sinnessystem, über das wir Menschen verfügen. Der phylogenetische (stammesgeschichtliche) Ursprung unserer Tastsinnesfähigkeit konfrontiert uns mit der Frage, ob menschliches oder jegliche Form von Leben überhaupt denkbar ist ohne das Vorhandensein eines differenzierten Tastsinnessystems (Grunwald 2017). Ontogenetisch (individualgeschichtlich) ist menschliche Existenz an körperliche Interaktion gebunden. Das Tastsinnessystem ist bereits in der frühen embryonalen Phase und damit vor allen anderen Sinnessystemen ausgereift. Durch die sensorischen Informationen des Tastsinnessystems geschieht die neuronale Vernetzung des Körperschemas und damit die frühe Etablierung eines Ich-Bewusstseins (Grunwald 2017).

> *„Der Tastsinn ist bipolar gerichtet: Wir spüren etwas an unserem Leib oder wir tasten eine fremde Oberfläche ab; nur die Richtung der Aufmerksamkeit bestimmt, ob das Tasten den eigenen Zustand oder den fremden Gegenstand vermittelt. So erzeugt der Tastsinn die erste Grenze: die Sondierung von Leib und Nicht-Leib, Selbst und Nicht-Selbst. Berühren bedeutet auch Nicht-Durchdringen und Widerstand, der den Leib auf sich selbst zurückwirft. Der Tastsinn erweist die reflexive Struktur der Leiblichkeit, die dadurch zur Grundlage des Selbstbewusstseins wird." (Fuchs 2000, 109f.)*

Berührung ist ein unmittelbarer Tastsinneneindruck, der sowohl mit Zuneigung und Intimität als auch mit Verletzung und Grenzüberschreitung verbunden sein kann. Aktive und passive Tastsinneserfahrungen werden über die Haut wahrgenommen. Die Haut ist das größte Organ des Menschen und enthält eine sehr hohe Anzahl von tastsensiblen Rezeptoren. Jeder dieser Rezeptoren ist beständig in einem Zustand der Grundaktivität und erhält gleichzeitig ein Ruhepotential. Die Ruheaktivität ermöglicht, dass Berührungsreize an der Haut sofort und nicht erst verzögert wahrnehmbar sind (Grunwald 2017; Anzieu 1991).

In der jüngeren Vergangenheit ist auch der Streichelsinn durch die sogenannten C-taktilen Fasern entdeckt und erforscht worden. Diese Fasern reagieren langsamer als die Nerven, die für den Tastsinn zuständig sind. Sie signalisieren Sicherheit und Geborgenheit, aber vor allem auch, ob diese Form der Berührung als angenehm erlebt wird. Forschungen dazu werden in Deutschland vorwiegend an der Universität Leipzig durchgeführt (Universität Leipzig 2021).

Sexualität ist im Wesentlichen mit Haut- und Körperkontakt verbunden. Ob diese sinnlich-angenehm, schmerzhaft oder subtil übergriffig (und damit unangenehm) eingestuft wird, ist von unseren körperlichen Sensoren abhängig.

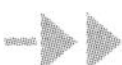

KBT-Angebot: Hände

1. Bitte ertasten Sie mit der einen Hand ihre andere. Welche anatomischen Strukturen können Sie wahrnehmen? Wie ist die Beschaffenheit der Haut an den Fingern, auf dem Handrücken, in der Handinnenfläche? Wie ist die Faltung der Haut, wie die Beschaffenheit der Fingernägel? Was können Sie von Ihren Muskeln wahrnehmen, was von den Knochen, Gelenken und Sehnen? Wie fühlen sich die einzelnen Finger an? Wie ist es, wenn Sie den Handlinien oder den Adern mit einem Finger nachfahren? Welche Narben hat die Hand, welchen Schmuck?
2. Bitte ertasten Sie nun die andere Hand auf die gleiche Weise. Nehmen Sie Unterschiede wahr?
3. Wie ist es, wenn Sie nun Ihre beiden Hände zusammen bringen? Wie nehmen Ihre Hände miteinander Kontakt auf? Wie zärtlich-sinnlich oder funktional-kräftig geschieht dies?
4. Gibt es vertraute Formen, wie Ihre Hände miteinander sind? Wie ruht die eine Hand in der anderen? Wie fühlen sich Ihre Hände an, wenn sich die gesamten Handinnenflächen berühren – wie, wenn Sie Ihre Hände falten?
5. Welche Geschichte erzählen Ihre Hände?
6. Was ertasten Ihre Hände gerne, welche Tätigkeiten verrichten Sie gerne mit Ihren Händen?

7. Bitte suchen Sie sich in der Gruppe eine andere Person und kommen Sie über Ihre Hände in Kontakt.
8. Achten Sie darauf, wie Sie es tun. Versuchen Sie, sowohl Ihre eigenen Hände, als auch die Hände des Gegenübers in verschiedenen Formen der Berührung zu erfassen.
9. In welchen zarten und kräftigen Formen kommen Ihre Hände zueinander?
10. Welche Erinnerungen haben Sie an dieses Erleben?
11. Gehen Sie nun zu zweit durch den Raum und bleiben Sie bitte über Ihre Hände in Kontakt.
12. Bleiben Sie abschließend stehen und versuchen Sie, über die Hände einen Abschied zu gestalten. Trennen Sie dann Ihre Hände voneinander.
13. Wenn Sie nun wieder ohne Handkontakt zu einem anderen Menschen sind, welchen Nachklang spüren Sie durch diese Erfahrung? Welche Gefühle stellen sich ein?
14. Bitte bringen Sie nun noch einmal Ihre eigenen Hände miteinander in Kontakt und spüren Sie der Wirkung nach.
15. Tauschen Sie sich nun über Ihre Erfahrungen in einem Gespräch zu zweit aus.

Theoretisch-methodische Reflexion

Gegenseitige Hautberührungen können in der KBT unmittelbar über die Hände hergestellt werden. Sie sind eine akzeptierte Form von Hautkontakt. Alle anderen direkten Körperwahrnehmungen einer anderen Person erfolgen über einen Gegenstand im intermediären Raum oder durch die Kleidung (z.B. Rücken-an-Rücken-Stehen oder -Sitzen). Das Angebot kann auch mit dem ersten Teil abgeschlossen werden, um zunächst den Fokus auf die Selbstwahrnehmung und die „biographische Körpergeschichte" zu lenken. So toleriert das Hände-Geben auch erscheint, sobald es im sinnlich bewussten Fokus geschieht, bekommt es eine hohe Intensität.

Über das Thema „Hände" lassen sich in den KBT-Angeboten alle Lebens- und Beziehungsthemen generieren. Tasten, begreifen und sinnliches Berühren mit einem anderen Menschen findet immer einen biografischen Übertrag. Eltern nehmen ihre Kinder an die Hand. Liebespaare halten sich an den Händen.

Einem Menschen die Hand geben oder diese annehmen ist/war eine legitimierte Form der Hautberührung zur Begrüßung und zum Abschied.

> *„In der Art und Weise, wie Menschen einander die Hand reichen, wird die Beziehung und Begegnung erkannt – manchmal im Bruchteil einer Sekunde. Wie sinnlich oder formal es auch immer ist – wenn im therapeutischen Kontext Zeit ist für diese Form des Körperkontaktes, so entdecken PatientInnen darin ihre leibliche Geschichte und die ihrer Beziehungsgestaltungen – vom Geben und Nehmen und sich überlassen; von Aktivität und Passivität; von Solidarität und Zuversicht; von Halten und Gehalten-Sein; von Sehnsucht, Wunsch und Phantasie… auch extrem gewalttätige und übergriffige Themen, wie das Schlagen und Festgehalten-Werden, sind mit den Händen verbunden und im körperpsychotherapeutischen Prozess erinnerbar.“ (Backmann/Brückl 2021, 68)*

In Zeiten der Corona-Pandemie sind diese Erfahrungen nun nicht mehr möglich. Das Hände-Geben ist aus unserem Alltag verschwunden. Damit sind diese Angebote auch aus unserem körperpsychotherapeutischen Raum gegangen. Die Erfahrungen des unmittelbaren Hand- und Hautkontaktes und dessen therapeutische Reflexion ist uns versagt. Welche Auswirkungen dieses auf das psychische Erleben unserer Patientinnen und Patienten hat, ist abschließend noch nicht zu beurteilen. Subjektiv werden unsere menschlichen Kontakte ärmer, weil wir sie auch nicht mehr hinterfragen können.

4.4.4 Sexuelle Selbstbemächtigung

„Mein Körper gehört mir … und ich kann mit ihm machen, was ich will!“ ist der Titel des Buches von Mathias Hirsch (2010a), in dem er Körpermodifikationen, Selbstbeschädigungen und Essstörungen aus psychoanalytischer Sicht beschreibt.

Die klinische Realität unserer Patientinnen und Patienten, die diese Botschaft in sich tragen und leben, haben in ihrer Kindheit oft erleben müssen, dass der Satz folgend lautete: „Dein Körper gehört mir … und ich kann mit ihm machen was ich will!“ Mehr oder weniger passiv mussten sie körperliche und sexuelle Gewalt erdulden. So ist die KBT mit ihrem wertfreien Ansatz im psychosomatischen Setting die Therapiemethode, die die körperliche und damit auch die sexuelle Selbstbemächtigung am stärksten fokussieren kann. Die beständige Arbeit an den Körper-, Beziehungs- und Raumgrenzen – sowie das Erleben von

Körperwahrnehmung in Ruhe und Bewegung an einem geschützten Ort – ermöglicht, sich selbst zu spüren.

Das Angebot der „positiven Körperreise“ kann auch unter dem Aspekt der Sexualität geschehen, indem sich Menschen erinnern, wann sie sich selbst sinnlich-erotisch wahrgenommen haben, welche Auswirkungen das auf das Selbstwertgefühl und ihre Ausstrahlung hatte. Damit wird das subjektive Skript angesprochen, in dem sich jeder Mensch in seiner sexuell-geschlechtlich-erotischen Identität selbst wahrnehmen kann.

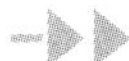

KBT-Angebot: „Positive Körperreise“

1. Suchen Sie sich einen Platz, an dem Sie etwa 20 Minuten liegen oder bequem sitzen können. Richten Sie sich ein und versuchen Sie, den Boden gut zu spüren.
2. Ich spreche Ihre Körperauflage/Körperstruktur an und bitte Sie, sich zunächst jeweils der einzelnen Körperteile oder Körperpartien bewusst zu werden, in dem Sie diese bewegen. Da wir Menschen uns unseres Körpers häufig erst bewusst werden, wenn er schmerzt oder seine Funktionen versagt, zielt dieses Angebot darauf ab, den Körper in seiner Integrität zu erfassen, mit all dem, wozu er uns befähigt und dem, was er uns ermöglicht. So werde ich Sie bitten, sich an das zu erinnern, was Sie Positives mit dieser Körperregion verbinden.
3. Beginnen Sie mit den Füßen: Bewegen Sie Ihre Füße und spüren Sie, wie diese Kontakt mit dem Boden haben. Welche Temperatur haben Ihre Füße? Können Sie Verspannungen wahrnehmen und eventuell lösen? Die Füße, die Sie tragen – selbstverständlich morgens, wenn Sie aufstehen und schon viele Jahre lang. Darüber müssen Sie sich in aller Regel keine Gedanken machen. Füße, die Vorlieben für bestimmte Untergründe haben – weichen Sandstrand, kühlen Morgentau oder den Teppich in Ihrer Wohnung ... Füße, die tanzen können, Fußball spielen oder joggen ... Füße, die ästhetisch sind und Kontakt aufnehmen können ... Wie funktional oder sinnlich erleben Sie Ihre Füße? Wofür möchten Sie Ihren Füßen einmal danken, vielleicht mit den Worten: „Danke, liebe Füße dafür, dass ...“.
4. Nehmen Sie nun Ihre Beine wahr ... Wie liegen Sie auf? Wo gibt es Berührungen mit dem Boden und wo möglicherweise Hohlstellen? Bewegen Sie die Beine ein wenig hin und her, um dies zu verdeutlichen. Welche Erinnerungen verbinden Sie mit Ihren Beinen? Verspüren Sie eine Dankbarkeit für die Funktionalität Ihrer Beine, die Sie tragen?

5. .Nehmen Sie nun den Rumpf wahr mit seinen Auflagepunkten. Da gibt es die feste Struktur. Das Becken, die Rippen, die Schulterblätter, die wesentliche Organe schützen. Es gibt die Wirbelsäule, die Aufrichtung ermöglicht und gleichzeitig maximale Beweglichkeit. Wofür möchten Sie Ihrem Rumpf eimal danken? Welche Haltung ermöglicht er Ihnen und was hat Ihr Körper schon alles getragen?
6. Nehmen sie nun Ihre Arme wahr – von den Schultern, über die Oberarme, Ellbogen bis zu den Handgelenken. Arme, die tragen und halten können, Arme, die umarmen können…
7. Nehmen Sie nun Ihre Hände wahr… Hände, die den ganzen Tag etwas halten, begreifen, ertasten, immer genau so, wie es angemessen ist. Hände, die mit ihrer komplexen motorischen Fähigkeit an den meisten Tätigkeiten beteiligt sind… Hände, die sinnlichen Kontakt mit sich selbst und zu anderen Personen aufnehmen können. Welche Erinnerungen verbinden Sie damit?
8. Nehmen Sie nun den Kopf wahr… Der Kopf als Teil des Körpers; der Schädel, der das Gehirn schützt, das Gehirn als Schaltzentrum aller körperlichen, geistigen und psychischen Funktionen. Nehmen Sie auch Ihr Gesicht wahr, es ist wesentlich mit ihrer Identität verbunden. Ihre Haare bieten Ihnen die Möglichkeit der sinnlichen Selbstdarstellung. Denken Sie auch an Ihre Sinnesorgane mit den besonderen Fähigkeiten der sinnlichen Genüsse des Sehens, Hörens, Riechen und Schmeckens. Der Mund, der auch mit sexuell erotischen Erfahrungen verbunden ist.
9. Bitte nehmen Sie auf wertschätzende Weise nun Kontakt zu Ihren Organkomplexen auf. Wie nehmen Sie Ihre Atmung wahr? Der Atem, der wie selbstverständlich in sie hineinströmt und Ihren Körper mit Sauerstoff versorgt. Nase, Rachen, Luftröhre und Lunge…
10. Wie nehmen Sie Ihre Verdauung wahr? Die Nahrung, die durch den Mund aufgenommen wird. Speiseröhre, Magen, Dünndarm, Dickdarm und nach Verarbeitung aller wichtigen Stoffe ausgeschieden wird… Die vielen Organe, die daran beteiligt sind… Milz, Leber, Bauchspeicheldrüse… Alles funktioniert auf besondere Art…
11. Das Herz-Kreislaufsystem… Das Herz, das unermüdlich schlägt und das Blut durch den Körper pumpt… schon viele Jahre…
12. [Achtung: Die folgende Ansprache der Sexualorgane ist bei Personen mit traumatisierten Erfahrungen nur bedingt möglich, da sie Flashbacks auslösen kann.] Die Sexualorgane, die Ihnen sexuelles Erleben ermöglichen… Vulva, Vagina, Klitoris … Penis, Hoden… Können Sie Ihre Schamhaare wahrnehmen? Gibt es Erinnerungen an Zeugung und Schwanger-

schaft? Wie nehmen sie Ihre Brust wahr? Gibt es sexuell sinnliche Verbindungen? Diente die Brust als Nahrungsquelle? ...

13. Bitte nehmen Sie abschließend liebevollen Kontakt zu einer Körperstelle auf, die sich immer mal wieder in problematischer oder schmerzhafter Weise meldet. Was möchte sie Ihnen sagen? Und wie werden Sie antworten?
14. Kommen Sie nun mit der Aufmerksamkeit zurück in den Therapieraum und nehmen Sie Ihre Umgebung wieder bewusst wahr.
15. Lassen Sie uns nun gemeinsam in der Gruppe über Ihre Erfahrungen sprechen.

Theoretisch-methodische Reflexion

- Zur Anatomie des Körpers ist es bedeutsam, darauf zu achten, dass zunächst die haltgebenden Körperstrukturen angesprochen werden: Knochen, Muskeln, Gelenke. Die Organfunktionen sind intensiver – oft fremd oder ängstlich – besetzt. Die Organe sind selten spürbar, häufig nur in Kombination mit Schmerzen. Sie sind nicht sichtbar, in aller Regel auch nicht tastbar und können auch nicht willkürlich bewegt werden. Dass, was im Körperinnern geschieht, ist damit zu einem großen Teil unserer Fantasie überlassen.
- Das bewusste Hineinspüren in den Unterleib, in die Sexualorgane, ist für die meisten Menschen ungewohnt. Es ist häufig schambesetzt, auch das Gesehenwerden von dem Gruppenleiter oder der Gruppenleiterin. Gleichzeitig kann es Erleben von Spannung und Erregung hervorbringen, die subjektiv nicht gewünscht sind.
- Durch die direkte Ansprache der Sexualorgane und Regionen können (sexuell) traumatische Erlebnisse reaktiviert werden, deshalb ist dieses Angebot im Rahmen einer Station mit Patientinnen und Patienten mit Persönlichkeits- und Traumafolgestörungen nur modifiziert möglich. Methodisch sollten nur strukturgebende Körperteile und Regionen sowie die positive Selbstbesetzung angesprochen werden. (Für alle anderen Gruppen, insbesondere im Weiterbildungskontext, stellt die Ansprache der Thematik des sexuellen Körperbezugs und des sexuellen Selbsterlebens eine große Bereicherung dar.)
- Dieses Angebot im Liegen ermöglicht den Körper in Ruhe und in kleinen Bewegungen wahrzunehmen. Angebote im Liegen fördern immer die Regression. Diese kann positiv – im Dienste des Ichs – zu einer Stabilisierung führen. Regression kann je nach Lebenserfahrungen, strukturellem Niveau und Steuerungsfähigkeit aber auch zu negativen Bildern führen.

In diesem Falle können die Patientinnen und Patienten dieses Angebot im Sitzen (am Boden, auf einem Sitzkissen oder auf einem Stuhl) durchführen.

- Immer wieder schlafen Patientinnen und Patienten bei diesem Angebot ein. In diesem Fall konnotiere ich es ebenfalls positiv, als „heilsamen Halbschlaf" oder als Hypnoseform. Dieses fördert den therapeutischen Vertrauensprozess und ist immer auch Ausdruck von Geborgenheit, was an sich schon positiv zu verstehen ist.
- In dem abschließenden Gruppengespräch ist darauf zu achten, dass jede Person mindestens eine positive Erfahrung benennt. Menschen sind in aller Regel gewohnt, eher die negativen Erfahrungen zu speichern. Die pauschale Ablehnung des Körpers, wie sie viele Patientinnen und Patienten vornehmen, wird so sanft in eine Differenzierung überführt. In aller Regel gibt es mindestens ein Körperteil, eine Körperregion oder ein Sinnesorgan, dass positiv besetzt ist und/oder über das positive Erfahrungen gemacht werden.

Auch die Angebote der Körperbildgestaltung erlauben den Fokus der Sexualität. „Wie soll ein Wunschbild von mir als sinnlicher Person aussehen?" Indem die (sexuellen) Wünsche angesprochen werden, wird gleichzeitig das unterbewusste, latent vorhandene Material gefördert und für die Therapie zugänglich gemacht. Zudem ermöglicht es die Distanzierung von der Gestaltung und gibt die Möglichkeit, handelnd zu verändern, den förderlichen Prozess der Umschrift: „Ich kann bestimmen und meine Entwicklung aktiv befördern".

BEISPIEL

KBT-Kasuistik: Körperhygiene

Die Patientin war aufgrund traumarisierender Erfahrungen nicht in der Lage, eine grundständige Körperhygiene aufrecht zu erhalten. (Der Täter hatte sie in ihrer Kindheit nach den Vergewaltigungen regelmäßig eiskalt abgeduscht.) Ihr Körpergeruch war für die Gruppensituation eine Zumutung, diente jedoch auch der Distanzierung zu anderen Personen. Sich zu duschen oder gar einzucremen, stellte jedes Mal eine große Herausforderung dar.

In den Einzeltherapien konnten Körperbilder – jeweils von der Vorderseite und Rückseite – gelegt werden, in dem symbolhaft verschiedene

Körperpartien gestaltet wurden. Dabei wurden auf der Vorderseite Brust, Bauch und Genitalbereich, auf der Rückseite besonders das Gesäß bedeutsam. Durch die Wahl der Gegenstände, die mehrfach verändert wurden, und der Möglichkeit, sich der Gestaltung zu nähern und zu distanzieren, erlebte die Patientin eine Wirkmächtigkeit. Zu einem späteren Zeitpunkt konnte die Patientin in der KBT damit beginnen, einzelne Körperpartien zunächst über Gegenstände wahrzunehmen. Dazu nutze sie die von ihr gewählten Gegenstände aus der Gestaltung. (Eine Arbeit aus der Symbolisierung in die Körpernähe.)

Der nach langer Abwägung und vielfacher Veränderung gewählte Ball für die Brust wurde von ihr aus der Gestaltung herausgenommen, um damit die eigene Brust zu entdecken. So arbeitete sie sich körperlich voran. Zu einem späteren Zeitpunkt konnte die Patientin mit der Hand sorgsam ihren Körper „zurückerobern". Zunächst berührte sie Stellen und Bereiche, die bereits positiv besetzt waren (Schulter und Füße), später ambivalent besetzte Körperpartien (Bauch und Oberschenkel) und anschließend die kritischen Zonen. Lange Zeit half ihr das „gedankliche Pendeln" zwischen einem distanziert zu pflegenden Körper und einem subjektiv spürenden Leib, sich kontinuierlich der Körperhygiene zuzuwenden. Das war ein positiver Nebeneffekt für sie und ihre Umgebung. Der eigentliche Gewinn lag darin, dass sie sich als sexuelle Person neu entdeckte, sie sich zunehmend sinnlich erlebte und zu einem späteren Zeitpunkt auch Formen sexueller Selbstbefriedigung praktizieren konnte.

4.5 Sexualisierte Atmosphären

4.5.1 Formen von Sexualisierungen

Sexualisierung benennt eine spezifische Form der Abwehr, während sexuelles Agieren die Umsetzung dieser Widerstandsform in eine (therapieschädigende) Handlung betont (Dammann/Benecke 2009). Sexualisierung, d.h. der Wunsch nach verwirklichter Realbeziehung, ist also in erster Linie ein innerer Prozess, der auch sehr subtil und indirekt sein kann. Es benennt eine spezifische Form, in der tiefere Gefühle abgewehrt werden. Sexualisierung kann auch wohlwollend als Schutzfunktion, als Abwehr verstanden werden (supportive Technik).

BEISPIEL

Ein junger attraktiver männlicher Arzt in Ausbildung hospitierte einige Stunden in der KBT Therapie. Die Gruppenatmosphäre veränderte sich dahingehend, dass die jüngeren Patientinnen häufig kicherten, tuschelten und an ihren Haaren und ihrer Kleidung zupften. Im Grunde zeigten sie ein sexualisierendes pubertäres Verhalten und erprobten, damit Aufmerksamkeit zu bekommen. Eine der Patientinnen war auch bei mir in der KBT Einzeltherapie. Auf diese meine Wahrnehmung angesprochen benannte sie, dass der junge Mann ja in dem Klinikum angestellt sei und deshalb keine reale Objektwahl für sie darstellen könne und überhaupt wolle sie derzeit ja auch keine Partnerschaft, obwohl er wirklich sehr einfühlsam sei.

Der Wunsch nach einer Beziehung wurde wahrgenommen und gleichzeitig abgewehrt. Die Auseinandersetzung mit ihren Vorstellungen einer Partnerschaft wurde von ihr nicht vertieft. Ihre ersten sexuellen Erfahrungen waren von deutlichen Übergriffen und Missachtung geprägt.

So konnte sie im geschützten Kontext der stationären Therapie ihre Gefühle subtil zulassen, ohne sie zu reflektieren.

Sexuelles Agieren ist immer mit Handlungen verbunden, sei es innerhalb oder außerhalb der Therapiesituation.

Erotische Übertragungen und Verliebtheit entstehen in der Regel langsamer und können von den Patientinnen und Patienten mehr innerlich gehalten und reflektiert werden. Sie sind verbunden mit den Erfahrungen, die in anderen Beziehungen gemacht wurden und nun auf die Realpersonen übertragen werden. Sie beinhalten die Beschäftigung in der Fantasie und die Verliebtheit in den Therapeuten oder die Therapeutin, oder auch in die Mitpatientin oder den Mitpatienten …

Für das Verständnis von Sexualisierungen ist das Verständnis von Strukturniveau und Psychodynamik von entscheidender Bedeutung. Dammann und Benecke (2009) gehen von einem Kontinuum aus, dass durch die Reife der Objektbeziehungen sowie der Mentalisierungsfähigkeit bestimmt ist, also der Fähigkeit zur Reflexion der Innenwelten. Je stärker diese Reife ausgeprägt ist, desto deutlicher kann eine gesamthafte Sicht auf die Komplexität von Personen und Beziehungen entwickelt und verstanden werden. Dieses lässt ein tiefes Erleben von Liebe zu bestimmten Menschen zu. Die eigenen Wünsche und Bedürfnisse können von denen der anderen Person unterschieden werden und auf einer reifen Stufe „ausgehandelt“ werden.

Dammann und Benecke (2009) beschreiben, dass für das Verständnis von Sexualisierungen auch die Aspekte der Triangulierungsfähigkeit versus Dyade und die Fähigkeit der ganzheitlichen Objektwahrnehmung eine entscheidende Rolle spielen. Es gibt ein Verständnis dafür, dass sowohl der geliebte Andere, als auch das subjektive Selbst noch mit anderen Personen und Aufgaben in Verbindung steht.

Die erotisch-sexuellen Phänomene werden unter folgenden Strukturniveaus erfasst (Dammann/Benecke 2009, 332):

- Formen der Liebe,
- Verliebtheit,
- erotische Übertragung,
- Sexualisierung,
- sexuelles Agieren,
- Stalking,
- Liebeswahn.

Vorrangig zeigt sich ein Strukturniveau, das dann diagnostisch interessant ist. In der zeitlichen Begrenzung der stationären Therapien ist eine Reifung kaum zu erkennen, in den ambulanten Therapien ist die Veränderung dieses Niveaus natürlich ein Therapieziel. Doch auch reife Objektbeziehungen durchlaufen verschiedene Stadien der erotischen Übertragung, der Verliebtheit bis sie zur Liebe gelangen.

4.5.2 Gründe für Sexualisierungen

Sexualisierungen korrespondieren in vielen Fällen mit Störungen der Geschlechtsgrenzen in den Herkunftsfamilien, in denen ein manifest oder latent missbräuchliches Klima herrschte. Sexualisierung kann dazu dienen, Gefühle von Hilflosigkeit zu regulieren. Sexualisierung kann auch den unbewussten Versuch darstellen, eine Traumatisierung zu reinszenieren.

Konkrete sexualisierende Übertragungsformen (also sexuell projektive Übertragungen) sind typisch für Patientinnen und Patienten mit der Diagnose einer Borderline-Persönlichkeitsstörungen, vor dem Hintergrund von sexueller Gewalterfahrung und damit verbundener emotionaler Leere.

Bei sexuellen Gewalterfahrungen in der Biografie kann es zu einer starken Abwehr von Sexualisierungen kommen, die mit einer Nicht-Besetzung der therapeutischen Beziehung einhergeht, da emotionale Nähe mit sexueller Gewalt gleichgesetzt wird. Es entsteht ein Dilemma zwischen Verlassenheits- und Verschmelzungsangst.

Hirsch (2000) beschreibt die Sexualisierung, neben der Dissoziation und dem Wiederholungszwang, als Ausdruck eines Bewältigungs- und Abwehrmechanismus bei Traumatisierungen. Es besteht eine destruktive Verbindung zwischen der Sexualisierung und der Verführung durch den Täter, der zu expliziten Fantasien führen kann.

Bei schweren Persönlichkeitsstörungen ist jegliche Wahrnehmung von (eigenen oder fremden) sexuellen Wünschen bedrohlich, da die dadurch entstehende Nähe nicht ertragen wird oder ein Selbstverlust befürchtet wird. Bei histrionischen und narzisstischen Persönlichkeiten besteht die Unfähigkeit, Liebe und Sexualität zu verbinden. Diese Spaltung dient dazu, die intrapsychische Bedrohung zu reduzieren.

4.5.3 Sexualisierungen in der Therapie

Patientinnen und Patienten, die sexuelle Gewalt erlebt haben und sich in der Therapie zwischen Verlassenheits- und Verschmelzungsangst bewegen, muss durch eine kontinuierliche Zuwendung sowie einem Interesse an und einem respektvollen Umgang mit den körperlichen Grenzen der Patientin und dem Patienten begegnet werden. Der therapeutische Rahmen und der reale Raum bieten Schutz und Halt, so dass sich langsam eine vertrauensvolle und libidinöse Beziehung entwickeln kann. KBT-Angebote im gemeinsamen Spiel sind hilfreich. Die Patienten und Patientinnen werden zunächst auf den Stufen der psychosexuellen Entwicklung gefördert, damit eine Persönlichkeitsreifung erfolgen und eine Ich-Identität reifen kann. Das benötigt natürlich auch Zeit, so dass im stationären Bereich Intervall-Behandlungen geplant werden können. In der ambulanten Therapie sind ebenfalls zeitlich langfristige Prozesse sinnvoll.

Im gruppentherapeutischen Prozess zeigen sich Sexualisierungen szenisch, können jedoch selten verbalisiert werden.

> *„Die Sexualisierung von Beziehungen bedeutet auch die Möglichkeit, Bindungen abzusichern, Gefühle zu kontrollieren und die Anwesenheit des anderen zu erhalten. Sie dient also nicht allein der sexuellen Bedürfnisbefriedigung, sondern noch mehr der Bindungssicherung und der Nähe-Distanz-Regulation." (Joraschky 2000, 95)*

Sexualisierung kann als Abwehr verstanden werden, um verunsichernde Gefühle und die sich vertiefenden Beziehungen in Gruppen zu durchbrechen. Emotionale Abhängigkeit bedeutet für viele Patientinnen und Patienten eine Gefahr des Ausgeliefert-Seins. Die Sexualisierung in Beziehungen gibt den nicht-sexuellen Wünschen eine bekannte Gestalt.

> *„Sexualisierung ist ‚hilfreich', weil Patientinnen sich in der Therapie oft erstmals in ihrem Leben Phantasien hingeben und ‚aufreizend' sein können, ohne einen erneuten Missbrauch fürchten zu müssen. Sexualisierung gibt insofern ‚Struktur' als dass sich ein klares Begehren, eine eindeutige Wunschkonstellation kristallisiert; diese gibt auch anderen häufig wesentlich diffuseren und daher irritierenden Wünschen eine eindeutige Gestalt. Zudem bringen Sexualisierung und auch sexuelles Agieren oft ein Gefühl der Kontrolle über den Therapeuten bzw. die therapeutische Situation mit sich. Gleichzeitig beinhalten sie eine intensive intime Beziehung. All dies ist für die PatientInnen außerhalb der Therapie meist in keiner Weise realisierbar." (Dammann/Benecke 2009, 339)*

Die Nicht-Beachtung sexueller/erotischer Übertragungen und Gegenübertragungen kann zu frustrierenden Erfahrungen für die Patientinnen und Patienten werden. Hier sollten Therapeutinnen und Therapeuten gut beobachten und hilfreich mit sorgsamen Worten zur Verfügung stehen, die Möglichkeiten offen lassen, z.B.: „Könnte es sein, dass hier etwas Erotik im Spiel ist?"

BEISPIEL

KBT-Kasuistik: Die Entdeckung des „erotischen Freiraums" in einer geschützten Atmosphäre

Frau P. – eine Patientin mit multiplen Diagnosen (Depression mit manifesten manischen Anteilen, Borderline-Persönlichkeitsstörung, PTBS mit Dissoziation, Essstörung…) konnte sich im KBT-Raum zunächst gar nicht orientieren. Viele Materialien lösten in ihr Triggerreize aus, sodass sie meine besondere Beachtung benötigte und ich sie häufig ganz konkret reorientieren musste. Ihre Biografie wies komplexe und langjährige Traumatisierungen auf, sodass sie davon sprach, dass sie eigentlich nicht geglaubt habe, ihre Jugend zu überleben. Die sexuelle Gewalt geschah langjährig durch einen nahen Verwandten. Schlimmer noch war jedoch die Angst vor dem Vater (arabischer Herkunft), der nicht erfahren durfte, dass sie (aufgrund der sexuellen Gewalt) keine „Jungfrau" mehr sei, da sie seine körperliche Gewalt noch mehr fürchtete, als die Vergewaltigungen.

Mit der gesamten Gruppensituation war sie oft überfordert, da sie den Überblick verlor. In Partnerangeboten mit Seilen oder Stäben, die eine dyadische Konstellation innerhalb der Gruppe zuließen, konnte sie sich jedoch zugewandt und intensiv erleben. In einer Zweierkonstellation mit einem deutlich älteren Patienten war eine ruhige, aber durchaus erotisch anmutende Beziehungsgestaltung mit Seilen – wechselweise aktiv und passiv, fordernd und verführend – sichtbar.

Im Stationsalltag wirkte sie aufgrund ihrer Leichtigkeit anmutig. Es entstand ein „Spiel", das wir im therapeutischen Team – häufig mit Wohlwollen, manchmal mit Neid – geschehen ließen. Sie bewegte sich tänzerisch leicht, ihre Kleidung wurde kreativer, die Haare trug sie offen oder von Tüchern gebunden. Diese junge Frau entdeckte im geschützten Rahmen der Station ihren aktiven sexuell-erotischen Freiraum und konnte darüber gleichzeitig reflektieren.

In den KBT-Einzeltherapien arbeiteten wir an den Körper- und Raumgrenzen. Jedes Ausleben ihrer Selbst benötigte auch eine Rückbesinnung auf ihre strukturellen Fähigkeiten, um ein Gegenwicht zu etablieren. Die Therapie mit ihr forderte mich als KBT-Therapeutin in meinem Selbstverständnis von sexueller Freiheit und Umsicht. In meiner Gegenübertragung erlebte ich mich mütterlich, immer auf der Grenze zwischen beschützen wollen und wohlwollend gewähren lassen.

5 Sexualität unter störungsspezifischen Aspekten

In den klinischen psychosomatischen und psychotherapeutischen Behandlungen – dem zentralen therapeutischen Feld der KBT – ist sowohl ein psychodynamisches Verständnis notwendig, als auch eine therapeutische Herangehensweisen, die die Konsequenz der „Kurzzeittherapie" in einem multimodalen Setting berücksichtigen.

5.1 Sexualität und Trauma

Sexuelle Traumatisierungen haben Auswirkungen auf die psychosexuelle Entwicklung und das (Er-)Leben von Sexualität. Unangenehme Gefühle und/oder Dissoziationen einzelner Körperteile oder ganzer Leibinseln können die Folge sein. Sexualität wird als Therapiethema häufig (un-)bewusst vermieden. Für den klinischen Bereich sind KBT-Konzepte zum sensiblen Umgang mit der Thematik Sexualität – auch als therapeutische Haltung – in der Behandlung von Traumafolgestörungen notwendig (Backmann/Waibel 2019; Schmitz 2004). Dabei geht es um den verantwortlichen und fürsorglichen Umgang mit Körpergrenzen und Berührungen, dem Entdecken von Spielräumen und um die Auseinandersetzung mit sexuellen Normvorstellungen.

Michaela Huber (2018) weist darauf hin, dass genitale Sexualität im Erwachsenenleben häufig vermieden wird, wenn frühe, langwierige, multidimensionale und grausame sexualisierte Gewalterfahrungen stattgefunden haben. Im Verlauf eines therapeutischen Prozesses und der Verarbeitung der Gewalterfahrungen kann sich dieses jedoch verändern. Deshalb sollten das Thema Körper und Sexualität immer wieder vorsichtig mit einer freundlichen Ermutigung angesprochen werden.

5.1.1 Körpererleben und Körperbild

Die Auseinandersetzung mit dem subjektiven Körpererleben und dem Körperbild ist notwendig, um nach sexuellen Traumatisierungen das körperliche Selbstwertgefühl wiederzuerlangen.

Unter Körperbild verstehen wir in der KBT die innere Repräsentanz des eigenen körperlichen Seins (Schmidt 2016). Dazu zählt sowohl der Körper als Gesamtes, als auch Teilaspekte wie Körperschema, Körperwissen, Körperkonzepte, Körperfantasien, und Körpereinstellungen, die sich als veränderungssensitiv erweisen (Röhricht 2009). Die somatotopische Körperrepräsentation findet im Zentralnervensystem statt und untergliedert sich in die somatosensorischen Modalitäten der Muskeln, der Gelenke, der Hautrezeptoren, der Haarfollikel, der Tiefensensibilität und des Gleichgewichtssinns. Emotionsregulative Prozesse, spezifische Fantasien und körperbezogene Erinnerungen des Bewegungs-, Tast- und Berührungserlebens bilden das subjektive Körperbild aus (Lemche/Loew 2009). Es entwickelt sich im Prozess der Subjekt-Objekt-Differenzierung aus und unterliegt der individuellen Entwicklung. Francoise Dolto (1987) befasst sich besonders mit dem unbewussten Körperbild, dass im sexuellem Erleben eine bedeutsame Rolle spielt. „Das Körperbild ist immer unbewusst, entstanden aus der dynamischen Artikulation eines Basisbildes, eines funktionellen Bildes und eines Bildes der erogenen Zonen, wo sich die Spannung der Triebe ausdrückt“ (Dolto 1987, 21).

Im Grunde sind alle KBT-Angebote diagnostische Hinweise auf das verinnerlichte Körperbild. Darüber hinaus sind auch alle KBT-Angebote Möglichkeiten, dieses Körperbild zu verstehen und zu verändern. Wird an dem „Körperbild“ im Liegen gearbeitet, so kommt es auf die therapeutische Ansprache an, welche Schichten erreicht werden. Ein eher funktionales Ansprechen des Körperschemas in den körperlichen Ausmaßen, ein Ansprechen des subjektiven affektiven Erlebens einzelner Körperteile oder gar die Ansprache innerer Organlagen und Organfunktionen legen den Fokus auf einen jeweils anderen Teilaspekt des Körperbildes. In der KBT haben wir die Möglichkeit, diese verschiedenen Aspekte zu malen oder durch Gegenstände gestalten zu lassen. Das Gestaltungsangebot impliziert jedoch deutlich stärker die besonderen Möglichkeiten zur handelnden Veränderung.

BEISPIEL

KBT-Kasuistik: Körperbildarbeit bei körperlicher und sexueller Traumatisierung unter traumaspezifischen und polyvagaltheoretischen Aspekten

Frau K. kam mit den Diagnosen posttraumatische Belastungsstörung (PTBS), Depression (schwere Episode) und somatoforme Schmerzstörung in die stationäre Behandlung. Zum biografischen Hintergrund ist zu erwähnen, dass die Patientin von klein auf körperliche und sexuelle Gewalt in der Herkunftsfamilie und später auch in Peergroups erlebte. Bereits während der Schwangerschaft war der Vater der Mutter gegenüber körperlich und sexuell gewalttätig.

Die KBT-Gruppentherapien stellten sie vor große Herausforderungen. Das leibliche Sein und die Präsenz im Raum mit den Mitpatientinnen und Mitpatienten regulierte sie entweder durch völlige Distanzierung, in dem sie sich in eine Ecke stellte oder durch Passivität, in dem sie in Partner- und Gruppenangeboten ausschließlich auf die Impulse der anderen reagierte. Angebote zur Körperwahrnehmung mit Gegenständen lösten bei ihr vorrangig Gefühle von Ekel und Scham aus, die von Übelkeit begleitet waren. Mich berührte ihre Tapferkeit, mit der sie sich ihren Gefühlen und psychosomatischen Reaktionen stellte. Sie bat um KBT-Einzeltherapien, um die Ablehnung ihres Körpers zu überwinden.

In den drei KBT-Einzeltherapien arbeiteten wir unter verschiedenen Aspekten an der Gestaltung des Körperbildes:

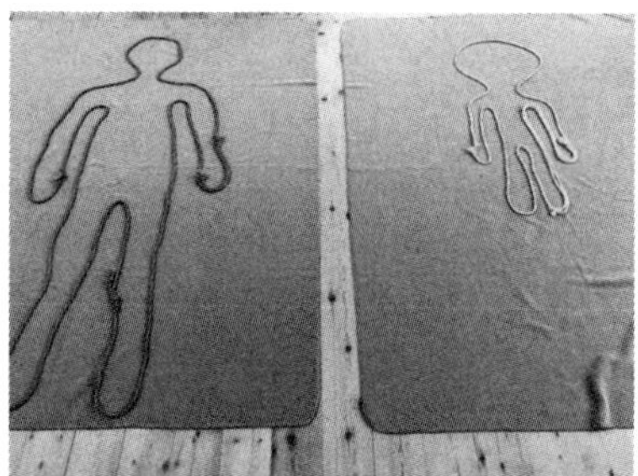

Abb. 3: Originale und gefühlte Körperumrisse

In der ersten Stunde bat ich sie, sich auf eine Decke zu legen und mit Hilfe meiner Strukturierung ihre Körperauflage zu spüren, um anschließend die eigenen Konturen mit Seilen nachzulegen. Diese Arbeit gestaltete sich eindrücklich, da die Patientin zunächst Umrisse legte, die einem vier- bis fünfjährigen Kind ähnelten; sie bemerkte selber, dass das so nicht stimmen könne. Sie sei zwar körperlich klein, so klein aber wiederum auch nicht. Sie versuchte ihre Konturen zu vergrößern, nahm dabei jedoch deutlichen inneren Widerstand wahr: „Es fühlt sich nicht richtig an, innerlich ist mein Körper noch viel kleiner!“ In diesem Experimentieren und Verändern lag am Ende ein kleiner und sehr dünner Umriss mit einem großen Kopf da; befragt nach dem Alter sagte die Patientin: „Ein Kind, dass gerade laufen lernen möchte.“ Anschließend legte sie sich neben die kleine Gestaltung und ich legte Seile um sie herum, sodass ihre realen Konturen sichtbar wurden. Dieses diente der doppelten Distanzierung zur Vorbereitung auf einen traumakonfrontierenden Prozess. „Hier und Jetzt“ sind die Konturen andere, die Patientin ist erwachsen geworden und „Hier und Jetzt“ kann die Erwachsene - die real vor den beiden Umrissen steht - über eine vergangene Situation sprechen. Die erwachsene Patientin übernahm zusammen mit mir als Therapeutin die Versorgung eines „jüngeren Anteils“.

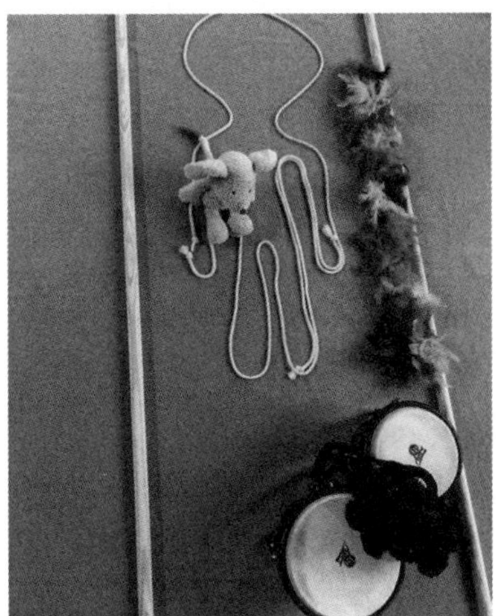

Abb. 4: Versorgung des jüngeren Ichs

In der zweiten einzeltherapeutischen Stunde konnte über das (fantasierte) Erleben des einjährigen Kindes gesprochen werden. Einiges war der Patientin aus Berichten der Mutter bekannt. Sie war bereits nach der Geburt realer körperliche und sexueller Bedrohung durch den Vater ausgesetzt. Um diese zu unterbinden, fand die Mutter nur die sehr dysfunktionale Möglichkeit ihre Tochter einzusperren, was gleichfalls traumatisierend wirkte. In der KBT-Gestaltung wurden die Konturen der Einjährigen wieder gelegt. Während sie die Stäbe als Raumgrenzen legte, tauchten unmittelbar Körpersensationen von Atemnot und Herzrasen auf. Durch das Wechseln in den erwachsenen State gelang die Regulierung dieser Phänomene. Die Patientin begann mit der Versorgung dessen, was dieses kleine Kind wohl gebraucht hätte. Dabei wurden Gestaltungen von räumlichem Schutz und emotionaler Versorgung sichtbar. Da positiv besetzte frühe innere Objekte fehlten, war der Prozess der „Nachnährung" durch die Erwachsenen sehr fragil.

Zum Prozess der Nachnährung: Diese Form der KBT-Therapie zur „Versorgung jüngerer Anteile" – auch im Hinblick auf den sicheren Ort (Reddemann 2001) oder zur inneren Rettungsaktion und Screen-Technik (Huber 2013) – ist den Patientinnen und Patienten sehr verständlich. Es birgt die Möglichkeit der Distanzierung durch die Gestaltung, dem hin- und wegschauen können (das durch die imaginativen Verfahren so nicht unbedingt gewährleistet ist), der aktiv handelnden Versorgung, die durch zwei erwachsene Personen – Patientin oder Patient und Therapeutin oder Therapeut – gewährleistet ist, sowie die Einordnung der aufkommenden Körpersensationen im körperpsychotherapeutischen Kontext. Diese beschriebene Arbeit kann jedoch ausschließlich im KBT-Einzelsetting erfolgen, da sie von der Therapeutin oder dem Therapeuten maximale Aufmerksamkeit für den gesamten Prozess – der auf psychischer und körperlicher Ebene gleichzeitig stattfindet – benötigt. In dieser Arbeit ist es möglich, durch konkreten sensorischen Input (z.B. durch Beruhigung der Atmung durch Selbstberührung durch die Hand) Veränderungen der traumatisch verzerrt wahrgenommenen Körperlandschaft zu geben und damit eine Neubesetzung zu ermöglichen. Dabei sind Konzentration und affektive Verarbeitung für die „neuronale Lernfähigkeit“ erheblich, um frühe Bindungserfahrungen zu überschreiben.

BEISPIEL

Zurück zur KBT-Kasuistik:

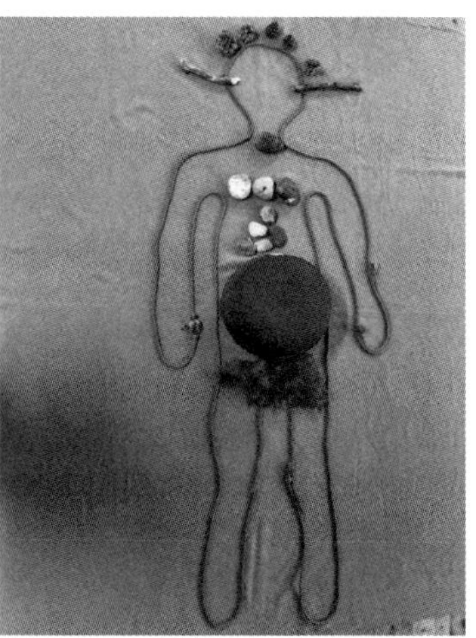

Abb. 5: Symbolisierung des Schmerzerlebens

In der dritten KBT-Einzeltherapie widmeten wir uns dem aktuellen Schmerzerleben und den Körperreaktionen der Patientin in der Gestaltung. Diese wurden von ihr sowohl als Zuckungen, Magen- und Darmverstimmungen mit Übelkeit, Schluckbeschwerden, aber auch als Migräne, Gesichtstaubheit und Tinnitus beschrieben. Die Schmerzen waren in der Regel aufsteigend und ausgehend von einem morgendlichen starren Körper. Diese Symptome können vor dem Hintergrund der Polyvagaltheorie verstanden werden. Das Verstehen dessen, was sich auf neuronaler Ebene über die Wahrnehmung der inneren Organe zeigt, hilft, die eigenen körperlichen Prozesse besser zu akzeptieren. Ziel der Therapie ist dann vorrangig die Beruhigung des Vagussystems. In der KBT-Einzeltherapie können Gefühle von Sicherheit gefördert werden. Im Wechselspiel zwischen Symbolisierung – dem Schmerzerleben eine Gestalt geben – und der leiblichen Wahrnehmung und Regulierung – z.B. ein warmes Kissen auf den Magen legen und der Wirkung nachspüren – konnte zwischen Nähe und Distanzierung gewechselt werden. So wurde es der Patientin möglich, Selbstberührung und Selbstberuhigung herzustellen.

5.1.2 Polyvagaltheorie

In der Polyvagaltheorie untersucht Stephen Porges (2018) das Vagussystem im Hinblick auf die Auswirkungen auf das neuronale System. Ausgehend von der phylogenetischen Perspektive beschreibt er die Auswirkungen der Vaguspfade auf die Regulation der Körperorgane. „Der Vagus ist der Hauptnerv des parasympathischen Nervensystems und verbindet das Gehirn mit dem Körper... Der Vagus verbindet die beiden wichtigsten Organe des Körpers, Gehirn und Herz miteinander" (Porges 2018, 121). Zur Untersuchung der Beziehung zwischen Geist und Körper ist der Vagus ein wichtiger Ansatzpunkt. Dabei liegt ein besonderer Augenmerk auf der Entdeckung des primitiven Defensivsystems der Immobilisierung, dass in das Nervensystem aller Säugetiere und somit auch der Menschen eingebettet ist. Diese Fähigkeit, die für Reptilien durchaus nützlich sein kann, kann für Säugetiere lebensgefährlich werden. Viele haben große Schwierigkeiten, sich aus diesem Zustand zu befreien und in den Normalzustand zurückzukehren (Porges 2018). Die beiden Vagusschaltkreise der Säugetiere haben unterschiedliche Aufgaben. Der nicht myelinisierte Vagus versorgt die Organe unterhalb des Zwerchfells und damit die Bauchregion; der myelinisierte Vagus ist für die Organe oberhalb des Zwerchfells zuständig, also vor allem für Herz und Lunge (Herzfrequenz und Atmung). Der myelinisierte Vagus steuert über den Hirnstamm auch die Gesichts- und Kopfmuskulatur. Traumatisierte Menschen zeigen in der oberen Gesichtshälfte kaum Emotionen und auch der stimmliche Ausdruck, der bei verschiedenen Emotionen eine große Rolle spielt, ist bei ihnen stark eingeschränkt (Porges 2018). Diese Beobachtung ist aus körperpsychotherapeutisch-diagnostischer Sicht äußerst relevant.

Die therapeutische Arbeit mit Mund-Nasen-Schutz schränkt die Wahrnehmung der Gesamtmimik somit stark ein. Das ist für die körperpsychotherapeutische Beziehungsgestaltung eine große Herausforderung, wohl auch für die Gegenübertragungsprozesse.

Das autonome Nervensystem beurteilt Gefahren unabhängig vom Bewusstsein. Die nicht gesteuerten Körperfunktionen, wie z.B. Herzfrequenz und Atmung, stehen in einer klaren Verbindung zu Qualitäten sozialer Beziehungen, wie Vertrauen und Intimität. Interozeption ist die Fähigkeit zur Korrespondenz der inneren Organe mit dem Gehirn. Bei Dissoziationen im Kontext von Traumatisierungen wird ein alter Vagusschaltkreis – der sub-diaphragmatische Vagus – eingeschaltet. Dieser sorgt für die Verlangsamung des Herzschlages, in dessen Folge der Blutkreislauf und die damit verbundene Sauerstoffzufuhr zum Gehirn verringert wird und damit auch die kognitiven Funktionen. Dissoziationen und Immobilisierungen haben über den Vagus besonders bei Bindungstraumatisierungen eine das Überleben sichernde und damit körperlich schützende Funktion. Damit sind sie als eine neurobiologische Reaktion zu verstehen.

Die Zukunft der traumatherapeutischen Behandlung sieht Porges körperorientiert. Er bezieht sich dabei auf die Arbeiten von Levine (2015) und Van der Kolk (2016).

BEISPIEL

KBT-Kasuistik: Die Befreiung

Ein junger Mann kam mit den Diagnosen einer schweren Depression, einer sozialen Phobie und einer posttraumatischen Belastungsstörung auf unsere Station. In der KBT wurde sehr schnell deutlich, dass seine Möglichkeiten, sich im Raum und in der Gruppe zu bewegen, sehr eingeschränkt waren. In seinem Gangbild wirkte er starr, mit mechanischen Bewegungen. Lebendigkeit, Vitalität und Flow schienen nicht erlaubt, er antwortete nur auf meine Ansprache, ansonsten blieb er stumm. Bei einem KBT-Angebot im Liegen, in dem es um die strukturierte Wahrnehmung der Körperauflage ging, lag er steif mit weit geöffneten Augen. Er befand sich sichtlich in einem dissoziierten Zustand. Ich bat ihn sich aufzusetzen, was er zeitverzögert tat. Auch hier wurden die kantigen, steifen Bewegungen deutlich, mit denen er wie ein sehr alter Mensch anmutete.

Im Verlauf der KBT-Einzeltherapie berichtete er von früheren traumatischen Erfahrungen. Seine Mutter hatte ihn bis in die späte Pubertät bei willkürlichen Bestrafungen ans Bett gefesselt und ihn körperlich und sexuell misshandelt. Bei diesen Folterungen konnte der Patient nur seinen Kopf bewegen. In den KBT-Einzelstunden liebte er es, einen Gymnastikball zwischen Hinterkopf und Wand leicht zu bewegen und so die Freiheit der Halswirbelsäule zu bemerken. So befassten wir uns über viele KBT-Stunden mit diesem Gymnastikball, der im Verlauf immer weiter die Wirbelsäule „hinunterrutschen" durfte und so allmählich eine neue Beweglichkeit in die Gelenke hinein erlebt werden konnte. Die beschämenden sexuellen Folterungen wurden in den KBT-Gruppentherapien niemals Thema. Der Patient entdeckte durch den Dialog mit dem Gymnastikball eine ungeahnte Befreiung aus der starren Körperlichkeit, die er sichtlich genießen konnte. Zunehmend traute er sich größere und kräftigere Bewegungen zu; seine Sensorik und Motorik bekam sinnlichen Ausdruck. Ich war innerlich sehr berührt, miterleben zu können, wie sich dieser Patient durch die Bewegungen mit dem Ball aus seiner Starre befreite.

Selbstberührungen mit den Händen waren noch tabuisiert. Zum Ende der Therapie gelang aber eine Partnerarbeit mit Seilen, in der feinfühlig das Beziehungsgeschehen experimentiert und mitgestaltet werden konnte. Das Seil als folterndes Material in der Szene wurde von ihm aktiv neu besetzt. Auch die Hände und Arme wurden beweglicher.

5.1.3 Sexuelle Gewalt

Zum Thema sexuelle Gewalt und ihre Folgen für sexuelles Erleben liegen bereits einige Untersuchungen und Behandlungsansätze vor (Büttner 2018). Nach (sexuell) traumatischen Erfahrungen kann es zu sexuellen Symptomen bzw. sexuellen Störungen kommen.

Sie betreffen den eigenen Leidensdruck (wobei Hyposexualität und sexuelle Funktionsstörungen nicht selbstverständlich eine psychische Belastung darstellen), die Gefährdung anderer Personen (sexuelle Aggression/Täterschaft), sowie die erhöhte Selbstgefährdung z.B. bei sexuellem Risikoverhalten. Eine bidirektionale kausale Beziehung von sexueller Orientierung und Misshandlungen in der Kindheit ist jedoch nicht nachweisbar (Büttner 2018).

Jedoch können die Zusammenhänge von sexueller Gewalterfahrung in der Kindheit und den Veränderungen der Sexualität im Erwachsenenalter untersucht werden. Diese betreffen den Bezug zur Sexualität, den sexuellen Selbstbezug, den sexuellen Körperbezug, den sexuellen Partnerbezug und die sexuelle Beziehungsgestaltung, das sexuelle Erleben, die sexuelle Funktion, das sexuelle Verhalten sowie die sexuelle Zufriedenheit. Schwere Umstände der sexuellen Gewalterfahrungen sowie die Qualität der familiären, sozialen und professionellen Unterstützung, die nach der Gewalt zur Verfügung standen, spielen eine Rolle. Wenn es im Rahmen der Missbrauchserfahrung zur Penetration kam, ist mit schweren sexuellen Störungen zu rechnen. Insgesamt jedoch gibt es kein wissenschaftlich begründetes Störungsmodell, dass die Komplexität der verschiedenen Einflusswege berücksichtigt, die zur Entstehung von sexuellen Störungen nach Traumatisierungen beitragen (Büttner 2018).

BEISPIEL

KBT-Kasuistik: Von Sprache und Körpersprache

Die Patientin (Ende 30), mit einer beeindruckenden akademischen Karriere, kam zur stationären Aufnahme mit der Diagnose einer rezidivierenden depressiven Störung nach der Trennung von ihrem Partner. Auslöser der Trennung war der Libidoverlust der Patientin, Sexualität konnte von ihr weder innerhalb noch außerhalb der Partnerschaft gelebt werden, worunter sie sehr litt.

In den ambulanten Vorgesprächen wurden ihre strukturellen Fähigkeiten als gut integriert eingestuft, sodass lediglich auf der OPD-2-Konfliktachse die Bereiche Selbstwert und Identität in den Behandlungsfokus rückten. Sie zeigte sich in den stationären Einzel- und Gruppengesprächstherapien sehr aufgeschlossen, motiviert und gut reflektiert.

Zur KBT-Eingangsdiagnostik begegnete mir eine jugendlich wirkende Frau in moderner Kleidung. Sie kam auf „Krücken“, nach einer Operation am Fuß wollte dieser einfach nicht ausheilen. In den KBT-Gruppenstunden stand das „Funktionieren“ des Fußes in ihrem Fokus. Immer wieder stellte sie sich bewusst auf den operierten Fuß – dieser solle lernen, die Schmerzen zu ertragen. Meine Interventionen hinsichtlich eines liebevollen Umgangs mit dem Fuß und den Schmerzen fanden bei ihr kein Gehör. Sie beschrieb ihren Körper mit wenigen mechanisch entwertenden Worten. In der Gegenübertragung fühlte ich mich verwirrt und gelähmt.

Aus körperpsychotherapeutischer Sicht erlebte ich eine Patientin, die in allen strukturellen Fähigkeiten der OPD-2-Strukturachse als „gering integriert“ einzustufen ist (Arbeitskreis OPD 2012; DAKBT/ÖAKBT KBT-Diagnostik 2016). Damit hatte ich eine diskrepant andere Einschätzung zu dieser Patientin als meine gesprächspsychotherapeutischen Kolleginnen und Kollegen.

Eine selbstreflexive Körperwahrnehmung war kaum möglich, es konnte auch mit Unterstützung kein kohärentes Selbstbild entworfen werden. Die Patientin fand keine Worte für innere Vorgänge. Affekte konnten nicht nachvollziehbar geschildert werden. Sie äußerten sich entweder in Erregung oder in Entfremdung. Affektleere und manische Gestimmtheit wechselten ab und konnten so auch nicht zur Verhaltenssteuerung genutzt werden. Es fehlte die Fähigkeit der Selbstberuhigung. Im affektiven Ausdruck dominierten chronische Verachtung, Ekel und Wut. In unterschiedlichen Zeiten und Situationen traten differente Selbstaspekte in den Vordergrund, das Gefühl einer konstanten psychosexuellen Identität schien nicht verfügbar. Die Beziehungsgestaltung und Bindungsfähigkeit auf der körperlich-erlebenden Ebene war sehr eingeschränkt. Die Patientin erlebte sich nicht als Teil der Gruppe.

Symbole (in Form von Gegenständen) für Selbstanteile oder für die Lebenssituation konnten nicht gefunden, bzw. nicht differenziert benannt werden. „Alles ist irgendwie ich". Im Legen der Körperumrisse mit Seilen entstand ein unklares, fragmentiertes, grenzenloses Bild. Diese eingeschränkte Symbolisierungsfähigkeit stand im Kontrast zu ihrem sprachlichen Symbolisieren. Die extreme (Ab-)Spaltung des Körpers beschäftigte uns im Behandlungsteam nachhaltig. Während der Intellekt stark ausgeprägt war, wurde der Körper „bestraft" bzw. objektiviert. Die „Unbrauchbarkeit" des schmerzenden Fußes konnte entweder im Sinne einer hypochondrischen Störung als Angst und Sorge – verschoben auf einen Körperteil – oder als dissoziative Störung im traumatischen Kontext verstanden werden. Ebenso spannend präsentierte sich die somatoforme szenisch-symbolische Ebene des „Nicht-Gehen-Könnens".

In den KBT-Gruppentherapien lag der Fokus zunächst in der Förderung der Selbst- und Affektwahrnehmung mit dem Ziel, diese in Worte zu fassen und insgesamt eine liebevollere fürsorgliche Selbstregulierung zu finden. Mit dieser Form des Zuganges setzte der im Behandlungsverlauf phasenspezifische Regressionsprozess ein, der bei ihr mit Flashbacks und (körperlichen) Dissoziationen verbunden war. Die Schmerzen im Fuß nahmen zu, es kam zu zeitweisen Lähmungserscheinungen im gesamten Bein.

Bei einem KBT-Angebot im Liegen – zur Selbstwahrnehmung einzelner Körperteile in Verbindung mit positiven Imaginationen – kamen ihr erstmalig Erinnerungen an frühes traumatisches Erleben. Sie lag ganz steif und starrte zur Decke. Ich sprach sie an und half ihr, sich im Raum zu (re-)orientieren. Die Erinnerungen, die nun dem Bewusstsein zugänglich waren, bezogen sich auf den Zeitraum ihrer Kindheit (von der Einschulung bis zur Pubertät) in der sie mit ihrem Vater pornografische Filme schauen musste und es währenddessen zu sexuellen Handlungen und zu sexueller Gewalt kam. Besonders sadistisch erlebte die Patientin jedoch, dass ihre Mutter sie regelmäßig zwang, Schuhe mit harten Einlagen zu tragen, bis ihr die Füße schmerzten. Die Mutter wusste von der sexuellen Gewalt und reagierte im Narrativ der Patientin mit dieser Bestrafungsmaßnahme, da sie ihr die Verantwortung für die „Verführung" des Vaters gab.

Das Ausmaß der komplexen Traumatisierungen wurde zunehmend deutlich und damit auch bearbeitbar. Doch damit erlebte die Patientin eine deutliche Destabilisierung, in der immer wieder Selbst- und Objektgrenzen – zum Teil in projektiven Prozessen – verschwammen. In der KBT nahm sie fortan nur noch an den Einzeltherapien teil. Über die Spiegelungen in der Bewegung fanden wir gemeinsam Worte für intrapsychische Prozesse, für Wahrnehmung und Gefühle. Die Stimme als solche, das Hören von „schönen" Worten wurde reflektiert. Die unterschiedliche Wahrnehmung der rechten und linken Körperseite war ein ebenso wichtiger Aspekt, wie die Förderung der Symbolisierungsfähigkeit. Wir „übten" die Körpersprache in Worte zu übersetzen.

So ging sie – ohne Krücken – als sie die stationäre Behandlung verließ, aber im Bewusstsein, dass der ambulante Therapieweg noch weit sein würde.

5.1.4 Körpererinnerung

Körpererinnerung geschieht über das Wiedererkennen. Dabei handelt es sich um einen Zugang auf der Affekt-Wahrnehmungs-Handlungs-Ebene, womit im Vergleich zum kognitiven Ansatz des Erinnerns unmittelbar Unbewusstes erreicht wird. Emotionale Reaktionsbereitschaften, die im impliziten Gedächtnis gespeichert sind, sind durch Gespräche allein nicht beeinflussbar. Mit jedem KBT-Angebot sind die Patientinnen und Patienten angehalten, neue Lösungen zu finden, die sie mit der Gefühlswelt konfrontieren. Die Sensomotorik, verbunden mit einem aufmerksamen und umfassend aktivierten Gehirn, und die affektive Ansprache eröffnen eine erweiterten Zugang zum Selbst. Körpererinnerungen können nicht nur im impliziten, sondern auch im expliziten Gedächtnis dem Bewusstsein unzugänglich sein (Palusseli 2006).

BEISPIEL

KBT-Kasuistik: Dissoziative Krampfanfälle

Eine 29-jährige Frau (wesentlich jünger wirkend) mit dissoziativen Krampfanfällen, die sie „irgendwie manchmal" regulieren konnte. Sie hatte regelmäßig Zuckungen am ganzen Körper in einem teilbewussten Zustand. In der KBT wirkte sie sehr verunsichert, fast durchsichtig. Jeglicher Augenkontakt zu mir wurde gemieden. Es dauerte mehrere Wochen, bis sie Zutrauen zu mir als Therapeutin gewinnen konnte. Formen der Selbstwahrnehmung über Gegenstände und Selbstberührungen lösten in ihr heftige Gefühle von Angst und Ekel aus.

In einem KBT-Angebot im Liegen und Experimentieren mit einem frei gewählten Gegenstand (sie wählte eine Holzkugel) kamen erste Bilder: eine Fünfjährige, die gewürgt und im Genitalbereich angefasst wurde. Körperkontakt, Zuckungen, Bilder ... Allmählich traute sie ihren Wahrnehmungen. Nach der Gruppenstunde suchte sie den Kontakt zu mir. Die Bilder in ihr mussten nicht mehr verdrängt werden; der sexuelle Übergriff wurde körperlich erinnert und darüber der sprachlichen Bearbeitung zugänglich. Der Körper erinnert sich immer zuerst. Zum Ende der Therapie konnte sie ihren Gefühlen in Symbolen Ausdruck verleihen, sich diesen annähern und sich auch wieder distanzieren. Angst und Ekel wurden „umgänglich". Sie wurden zu beherrschbaren Erinnerungen.

Dass Patientinnen und Patienten Zutrauen zu den eigenen Wahrnehmungen fassen, geschieht durch eine kontinuierliche Spiegelung durch die Therapeutin oder den Therapeuten. Das Beschreiben der Körperwahrnehmungen ist äußerst wichtig. Dabei geht es zunächst in keiner Weise darum, biografische Ereignisse zu beleuchten oder gar zu suchen. Die einfache Tatsache, dass es wahrnehmbare und zu benennende Körperreaktionen gibt, reicht aus, um einen Prozess der positiven Selbstwahrnehmung zu fördern.

Vielen Patientinnen und Patienten, die zu uns in die Körpertherapie kommen, wurden in ihren Körperwahrnehmungen und Gefühlen falsch gespiegelt. Wahrnehmungen von Hunger oder Sattsein, von Kälte, Müdigkeit oder Schmerz wurden von den erwachsenen Personen anders interpretiert.

Die Körperwahrnehmungen werden im Lauf der Therapie substantieller für das Selbsterleben. Traumatisierende Ereignisse werden als Körpererinnerungen wahrgenommen. Genauso werden dadurch aber auch somatoforme Störungen oder hypochondrisches Körpererleben rückgeführt und in einem psychischen Bezug verstanden.

5.2 Sexualisierte Gewalt durch Geschwister

Sexualisierte Gewalt durch Geschwister kommt häufig vor und hat oftmals gravierende Folgen. Geschwisterbeziehungen sind insgesamt für die Persönlichkeitsentwicklung wenig beforscht, insbesondere in Fällen sexualisierter Gewalt. Die Tabuisierung sexualisierter Gewalt durch Geschwister liegt auch in der schwierigen Grenzziehung zu einvernehmlichen Handlungen. Um Abgrenzungsprobleme zu vermeiden, wird in Untersuchungen von einer Altersdifferenz von drei bis fünf Jahren als Definitionskriterium ausgegangen. Damit wird sexualisierte Gewalt von Kindern mit geringerem Altersunterschied ausgeschlossen (Klees/Kettritz 2018).

Sexualisierte Gewalt durch Geschwister dauert länger an und beinhaltet intensivere sexuelle Handlungen im Vergleich zu sexualisierter Gewalt durch Kinder und Jugendliche außerhalb der Familie. Zwischen Geschwistern kann es – insbesondere, wenn die sexualisierte Gewalt in dysfunktionalen Familien geschehen ist – auch zu positiven Gefühlen kommen, was ambivalente Reaktionen auslöst. Die innerfamiliäre Dynamik ist von entscheidender Bedeutung. Die Verantwortung für sexualisierte Gewalt hat die Person, die diese ausübt. In Familien tragen aber immer die Eltern die Verantwortung. Das betroffene Kind hat niemals Verantwortung.

Durch den Ausdruck „sexualisierte Gewalt durch Geschwister" wird der Gewaltbegriff hervorgehoben. Ein bestehender Machtunterschied wird ausgenutzt und ein unterlegenes Geschwisterkind – in sexualisierter Form – entwertet. Inzest als Begriff wirkt verharmlosend.

Sexuelle Kontakte zwischen Geschwistern können in drei Kategorien eingeteilt werden: fürsorglich-einvernehmlicher Geschwisterinzest, machtorientierter einseitig initiierter Geschwisterinzest und entwicklungstypisches Sexualverhalten (Klees/Kettritz 2018). Die beiden Formen von Geschwisterinzest führen zu negativen Langzeitfolgen. Dabei sind Motive und Ausdrucksweisen gemeint, die sich von entwicklungstypischem Sexualverhalten abgrenzen. Sie können in homo- und heterosexuellen Geschwisterkonstellationen Ausdruck finden.

In fürsorglichem Geschwisterinzest erfahren Kinder erotisierend emotionale Nähe, die beiderseits gewünscht ist. Sexuelle Handlungen ersetzen die emotionale Bindung. Eine innere Leere wird durch sexuelle Erregung und lustvolle Gefühle ersetzt. In der sexualisierten Geschwisterbeziehung findet eine Orientierung nach innen statt, aus Bedürftigkeit, aus Ohnmacht, Scham- und Schuldgefühlen, Geheimhaltung und Isolation.

Machtorientierte Formen von Geschwisterinzest entsprechen sexuellen Übergriffen. Ein geschwisterliches Subsystem ist Ort von Macht und Kontrolle und birgt ein hohes Risiko, dass aus zunächst einvernehmlichen Handlungen sexuelle Übergriffe werden.

Es gibt keine eindeutige Definition zu entwicklungstypischer, „normaler" kindlicher Sexualität. Unbestritten ist jedoch, dass es ein physiologisches Potenzial für sexuelle Erregung von Lebensbeginn an gibt. Kindliche Sexualität unterscheidet sich von Erwachsenensexualität. Sie ist nicht objektorientiert, sondern ich-bezogen und eine Mischung aus Zärtlichkeit, Sinnlichkeit und Sexualität. Die Erkundung des Körpers und der Körperöffnungen geben Sicherheit und Vertrauen in die eigenen sinnlichen Fähigkeiten. Das Entdecken, Kennenlernen und die kindliche Neugier stehen im Kontakt mit anderen Kindern im Vordergrund. Altersungleichheit, Unfreiwilligkeit und Gewalt markieren auch unter Geschwistern die Trennlinie zwischen Doktorspielen und sexualisierten Übergriffen (Klees/Kettritz 2018).

Von sexualisiertem Verhalten wird gesprochen, wenn die sexuellen Verhaltensweisen eines Kindes auf eine Person gerichtet sind, die nicht seinem Entwicklungsstand und Alter entsprechen, und/oder wenn die sexuellen Interessen über einen längeren Zeitraum nahezu alle anderen Interessen dominieren.

Die Kinder re-inszenieren, was sie erlebt haben oder für „normal" halten. Das kann sexuelle Gewalt sein, aber auch früher unkontrollierter Zugang zur Erwachsenensexualität (Zeugenschaft/Pornografie), häusliche Gewalt oder Vernachlässigung. Das Praktizieren von Geschlechtsverkehr ist immer ein sexueller Übergriff, unabhängig von den Kriterien der Freiwilligkeit und des Machtgefälles (Klees/Kettritz 2018).

BEISPIEL

KBT-Kasuistik: Die Gruppengeschwister

Frau T. erlebte – wie viele unserer Patientinnen und Patienten – eine Kindheit, in der sie Gewalt durch den Vater und Schutzlosigkeit durch die Mutter erfuhr. Sie und ihre fünf Geschwister waren ungewollt. Während der Schwangerschaften kam es vermehrt zu Gewalttätigkeiten des Vaters gegen die Mutter. Ob die Schwangerschaften aufgrund von Vergewaltigungen entstanden, blieb offen. In der frühen Kindheit übertrugen sich die Gewaltszenen auf die Kinder untereinander, sodass ein älterer Bruder körperliche und später sexuelle Gewalt an ihr ausübte. Diese weitete sich aus, sodass die Freunde des Bruders ebenfalls sexuell übergriffig waren. Neben einer PTBS und einer schweren Depression plagten die Patientin Scham- und Schuldgefühle darüber, ob sie nicht irgendwie selbst eine Beteiligung oder sogar Lust an der „geschwisterlichen Sexualität" empfunden habe.

Die KBT war für sie eine große Herausforderung, da die körperliche Selbstwahrnehmung regelmäßig zu Ekelgefühlen führte. Nur langsam konnte sie eine differenzierte Körperlandschaft entwickeln und entdecken, dass einige Leibinseln auch positiv wahrgenommen werden können. Über Angebote zur Selbstberührung konnte sie sehr langsam einen liebevollen körperlichen Kontakt entwickeln. In den Partnerangeboten der Nähe-Distanz-Regulierung konnte sie sich in einer „kontrollierten" Weise in Beziehungen erleben, da sie ihre Grenzen und ihre Distanzierung deutlich machen konnte.

Alle Übungen im Raum und in der Gruppe, die eine Dynamik und eine Unkontrolloriertheit mit sich brachten, lösten in ihr Ängste aus. Das Angebot zum „Gehen durch den Raum", in dem die Patientinnen und Patienten ihren eigenen Rhythmus und ihr eigenes Tempo finden und verschiedene Gangarten ausprobieren sollten, ließ sie erstarren. Sie stellte sich ans Fenster. Frau T. war extrem misstrauisch ihren „Gruppengeschwistern" gegenüber, hatte keine Möglichkeit, deren Bewegungen und Gangarten einzuschätzen, bekam ein beklommenes Gefühl, wenn jemand hinter ihr ging. Sie verband diese Situationen sofort mit der unkontrollierbaren Atmosphäre im Elternhaus, die Scham darüber hinderte sie aber am Sprechen. Auch die Schutzlosigkeit, die sie durch die Mutter erfuhr, wurde sofort auf mich als Therapeutin übertragen. In der Gegenübertragung fühlte ich mich unzureichend, so als könne ich ihr keine Sicherheit und keinen Halt geben.

Erst eine Kombination aus KBT-Gruppentherapie und KBT-Einzeltherapien ermöglichten ihr, Worte zu finden. In den Einzeltherapien war ich ihr ganz zugewandt und aufmerksam. Diese dyadische Beziehung hat sie benötigt, um mich besser einschätzen zu können. Durch das zaghafte Vertrauen, das sie zu mir finden konnte, fiel es ihr leichter, in der Gruppe zu sein – das Misstrauen den Mitpatientinnen und -patienten gegenüber blieb und zeigte sich auch im Stationsalltag. Ihre Erfahrung, dass ein natürlicher lebendiger Kontakt zwischen „Geschwistern" jederzeit in Gewalt umschlagen konnte, hinterließ ein in den Grundfesten erschüttertes Kind, das die Welt als feindselig erlebte. Dieses Misstrauen prägte auch ihre erwachsene Beziehungsgestaltung. Partnerschaftliche Sexualität hatte die Patientin aus ihrem Leben ausgeschlossen.

5.3 Sexualität und Borderline-Störung

Das Modell zur Intimität und Sexualität von Davis/Petric-Jackson (Büttner 2018) beschreibt Nähe, wechselseitige Bezogenheit, ein gewisses Maß an Selbstoffenbarung sowie die Erfahrung von Zuneigung und Wärme als Kriterien, die zur Intimität notwendig sind. Es beschreibt weiterhin drei typische Störungsmuster der Intimität aufgrund sexueller Gewalterfahrungen:

1. Angst vor Intimität, Übersexualisierung, lockere-kurzlebige Beziehungen. Bedingt durch die sexuelle Gewalt lernen Betroffene, Sexualität geben zu müssen, um Liebe und Nähe zu bekommen. Sie müssen die Wünsche des Partners erfüllen, ohne den eigenen Bedürfnissen zu trauen. Sexualität kann nicht selbstbestimmt und wirkungsvoll gelebt werden. Es kommt zu kurzen sexuellen Episoden, da Sexualität und Intimität nicht integriert werden können.
2. Angst vor Intimität und Sexualität, führt zur Vermeidung intimer und sexueller Beziehungen. Es wird vermutet, dass dieses Muster besonders bei Menschen auftaucht, die ein enges emotionales Verhältnis zum Täter hatten.
3. Probleme mit Intimität und Sexualität, die aufgrund eines starken Beziehungsbedürfnisses überspielt werden. Betroffene suchen eine Beziehung, die die erlittenen Verletzungen und Entbehrungen der Kindheit wieder gut machen soll. Die Sehnsucht nach Intimität bei gleichzeitig niedrigem Selbstwert erhöht das Risiko von Gewalttätigkeiten in Beziehungen.

Sexualität wird bei Patientinnen und Patienten mit einer Borderline-Persönlichkeitsstörung oft in flüchtigen Beziehungen ausagiert. Der Wunsch nach Verständnis auf der einen Seite stehen der Angst vor Intimität auf der anderen Seite gegenüber. Zudem gibt es ein hohes Misstrauen vor den Motiven anderer Personen. Eine andere Auswirkung ist die Vermeidung von Sexualität, da diese mit negativen Erinnerungen verbunden ist, die als eine mögliche Zerstörung oder den Verlust von körperlicher und psychischer Integrität angesehen werden (Richter-Appelt 2009).

Liebe und Sexualität werden getrennt voneinander gehalten. Die fehlende Verbindung zwischen dem inneren Erleben und der äußeren Welt führt zu einem Gefühl innerer Leere. Nähe und Intimität lösen Ängste aus, den Partner wieder zu verlieren. Diese Ängste prägen die Sexualität von Personen mit Borderline-Störung. Es herrschen negative Emotionen im Umfeld von Sexualität vor. Die Scham z.B. über einen unzureichenden Körper, die Angst zu versagen, die Schuld im ödipalen Kontext, Neid, Ärger, Wut … Diese negativen Emotionen in Bezug auf Sexualität gelten bereits als quasi-pathologische Abweichungen. Gelungene Sexualität ist durch eine Triebdurchmischung gekennzeichnet, in der sowohl libidinöse, als auch aggressive und narzisstische Bedürfnisse gleichzeitig aktiv sind und ihre Befriedigung finden, was eine gewisse strukturelle Integration voraussetzt.

Sexualität aktiviert Selbst- und Objektrepräsentanzen, die mit spezifischen Affekten verknüpft sind. Bei Borderline-Patientinnen und -Patienten ist Sexualität häufig mit selbst- und fremdschädigendem Verhalten verbunden. Die Affekte bewegen sich auf einem dynamischen Kontinuum zwischen Auflösungsgefahr (und Vernichtungsangst), nicht mehr handhabbare Verschmelzung und affektiver Spaltung (hier Vertrauen und Liebe, dort Aufregung und Sex). Der Körper wird zum Selbstobjekt. Der lusterlebende Selbstanteil wird in destruktiver Weise abgespalten und es kommt zu Selbstschädigung, vor allem im Bereich der Genitalien. Nähe und Sexualität bedrohen die Ich-Grenzen, erzeugen Scham und dissoziative Reaktionen. Die teilweise Auflösung der Selbst-Objekt-Grenzen im Geschlechtsverkehr wird nicht ertragen. Verschmelzung und Zerstörung gehen Hand in Hand. Intimität ist mit Zuständen von Ich-Auflösung und häufig mit Ausgeliefert-Sein und Verzweiflung verbunden (Benecke/Dammann 2009).

Die Sexualität ist vor dem Hintergrund der Unabgestimmtheit der Emotionen schwer zu integrieren und hat in späteren Entwicklungsphasen häufig die Funktion, Bindung sekundär herzustellen, was auch mit Hypersexualität einhergehen kann. Die Grundstörung liegt aus entwicklungspsychologischer Perspektive in der Störung des Gehalten-Seins und der Bindungsfähigkeit in der taktilen Phase mit der Unfähigkeit zur Selbstberuhigung. Daher sollten die Abstimmungsprozesse der taktilen Phase in der Rhythmus, Wiegen und insbesondere Berührung im Vordergrund stehen, in der Körperpsychotherapie besonders berücksichtigt werden (Joraschky et al. 2009).

BEISPIEL

KBT-Kasuistik: Die Re-Inszenierung der Opfer-Täter-Dynamik

Frau W. hatte aufgrund wiederkehrender heftiger Selbstverletzungen und einer jahrelangen Bulimie bereits zwei stationäre psychiatrische Aufenthalte hinter sich und kam nun zur Behandlung ihrer Traumafolgestörung auf die Station der psychosomatischen Klinik. In ihrer Vorgeschichte war sexuelle Gewalt durch den Vater über einen jahrelangen Zeitraum zu verzeichnen. Zudem hatte die Patientin den Anspruch, ihre jüngeren Geschwister vor den Übergriffen des Vaters zu schützen.

An den KBT-Angeboten in den Gruppentherapien beteiligte sie sich partiell; es folgte einem gewissen (Un-)Lustprinzip, immer mit der Begründung, dass ihr jemand zu nah kommen könne. Meinen Aufforderungen, zu experimentieren und die eigenen Körper- und Raumgrenzen aktiv wahrzunehmen und im Kontakt mit den anderen zu erleben, um daraus Handlungsfähigkeit zu generieren, kam sie selten nach. Wenn sie es tat, sagte sie mir oft am nächsten Tag, dass es ihr schlechter gehe, weil sie meinen Aufforderungen gefolgt sei. In meiner Gegenübertragung fühlte ich mich als Täterin, die die Patientin aufgefordert hat, über ihre Grenzen zu gehen.

Bald bat sie um eine KBT-Einzeltherapie, in der sie ihr Sexualverhalten mit ihrem Partner ansprach. Bei ihr gehe nur „harter" Sex, obwohl sie wisse, dass sie sich damit immer wieder selbst triggern würde. Auf meine Rückmeldung, dass es durchaus Menschen gebe, die eher aggressive sexuelle Praktiken ausleben und das noch nicht unbedingt mit der erlebten sexuellen Gewalt im Zusammenhang stehen müsse, reagierte sie verhalten. In der KBT-Einzeltherapie wünschte sie sich, mit meiner Hilfe ihren problematischen Körperstellen (der Bereich zwischen Hals und Schlüsselbein und der untere Rücken im Bereich der Lendenwirbelsäule) zuzuwenden. Dieses geschah über verschiedene Gegenstände (weiche Kissen und feste Igelbälle), mit denen zunächst die Patientin selbst ihre Körperpartien berührte. Danach bat sie mich, ob ich sie mit diesen Gegenständen an den genannten Bereichen berühren könne. Meine Berührungen durch die Gegenstände waren deutlich, kräftig und klar, sodass sie einen eindeutigen Impuls spürte, der ihr half, diese Körperstellen anzunehmen und das auch aussprach. Die Nachwirkungen dieses Angebotes jedoch sprachen eine andere Sprache: Es sei ihr schlecht gegangen, die Berührung über den Gegenstand, die ich initiiert hätte, sei für sie zu viel gewesen. Sie hätte sich übergeben müssen.

In der Gegenübertragung fühlte ich mich sofort wieder als Täterin, die die Patientin verführt hat. Diese Dynamik der Verführung und des Machtspieles, das „Hineingezogen-werden" in eine verführerische Szene geschah so subtil, dass ich die Wiederholung von Selbst- und Fremdschädigung nicht bemerkte. Fortan wahrte ich eine größere Distanz zu der Patientin und achtete gut auf meine eigenen Körper- und Beziehungsgrenzen im therapeutische Kontakt. Das Beziehungsmuster konnte von mir angesprochen werden. Die Patientin zuckte mit den Schultern ...

5.4 Sexuelle Funktionsstörungen

Sexuelle Funktionsstörungen werden im ICD-10 (F52) in die Kategorien Appetenzstörungen/Befriedigungsstörungen, Erregungsstörungen, Orgasmusstörungen im Hinblick auf eine Behinderung oder Durchführung von Koitus oder Penetration eingeteilt. Diese Diagnostik ist überarbeitet und wird im ICD-11 die Störungsbilder weiter differenzieren. Im DSM-5 sind die sexuellen Funktionsstörungen nicht mehr nach dem sexuellen Reaktionszyklus eingeteilt, sondern unterscheiden nach den Geschlechtern, in sexuelle Funktionsstörungen des Mannes und der Frau. Neben organischen Ursachen werden auch psychische Ursachen beschrieben (Fiedler 2018).

Viele Sexualforscher*innen und Sexualtherapeutinnen und -therapeuten suchen die Ursachen sexueller Störungen in interpersonellen Paardynamiken, die es als solche zu behandeln gilt (Clement 2018; Schnarch 2017; Fischer 2018). Diese Therapeutinnen und Therapeuten sind häufig systemisch ausgerichtet und beschreiben in aller Regel heterosexuelle Partnerschaften.

Analytisch betrachtet können die Ursachen sexueller Störungen zunächst einmal als intrapsychische Konflikte verstanden werden, sodass jeder Mensch die Möglichkeit hat, sich in der eigenen Sexualität zu reflektieren.

Das entspricht auch dem KBT-spezifischen Ansatz, der die Möglichkeit der sexuellen Selbstentdeckung in den Fokus rückt; die liebevolle und wertfreie Entdeckung des subjektiven sexuellen Körpers, ganz unabhängig von einem „Funktionieren“ oder einer Bezogenheit auf Partner*innen.

Immer geht es auch um die Reflexion gesellschaftlicher oder familiärer Vorgaben hinsichtlich des sexuellen Seins. Generell darf auch der Begriff des „sexuellen Funktionierens“ infrage gestellt werden.

BEISPIEL

KBT-Kasuistik: Von sexueller Unlust

Frau Z. kam in die Therapie, weil sie depressive Episoden hatte und über weite Strecken ihren Studienalltag nicht mehr organisieren konnte. Antrieb und Konzentration waren stark eingeschränkt. Sie klagte über erhebliche Verspannungen im gesamten Körper. Nach der zweiten KBT-Gruppenstunde bat sie mich um ein Gespräch: Ihr Partner hätte mehr Lust auf Sexualität als sie. Oft fühle sie sich so angespannt im sexuellen Kontakt mit ihrem Partner, dass sie sich wünsche, „es sei schnell vorbei“. Von mir wünsche sie sich „Übungen“, wie sie ihre Sexualität mehr genießen könne.

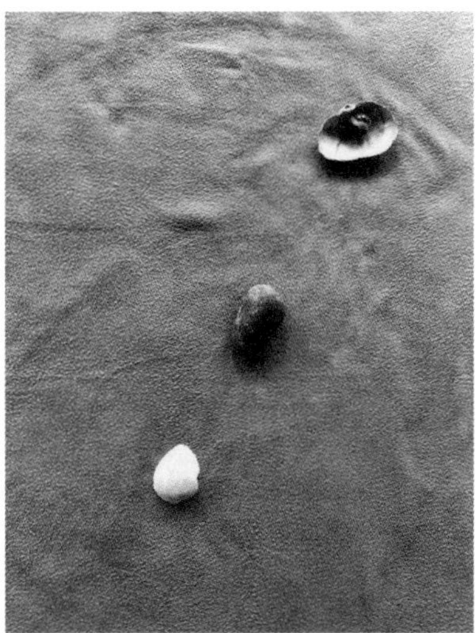

Abb. 6: Symbole für die Sexualität

Um ihr Anliegen besser zu fassen und zu verstehen, schlug ich ihr in einer KBT-Einzeltherapie vor, dass sie ihre biografische sexuelle Entwicklung einmal mit Gegenständen legen solle. Der erste Geschlechtsverkehr mit 14 Jahren erhielt eine Muschel als Symbol. Darauf folgte ein Stein, weil sie sich zu diesem Zeitpunkt oft unbeweglich und starr in ihrem sexuellen Erleben und Ausdruck fühlte. Dann eine Murmel als Symbol für ihre Schwangerschaft mit 16 Jahren und die Abtreibung, die sie funktional beschrieb. An dieser Stelle verweilten wir lange, versuchten die Gefühle, die damit verbunden waren, zu verstehen – die Not, Traurigkeit, Verzweiflung und Angst, die mit der Veränderung ihres Körpers (der Übelkeit) einherging – das Wissen um das Versagen der Verhütung. Die Murmel stand als Symbol für den Embryo, für den wir einen weichen Untergrund suchten und einen guten Platz im Raum. Zu betrauern war nicht nur der Schwangerschaftsabbruch, sondern auch die Situation, in der sie verantwortlich entscheiden musste und von ihrem damaligen Freund allein gelassen war. Für ihre derzeitige Sexualität suchte sie zunächst kein Symbol. Das gelang ihr erst viel später.

Insgesamt konnte das frühe und folgenreiche „Hereinbrechen" der Sexualität affektiv besetzt werden. Sexualität war für sie in den Anfängen nicht lustvoll besetzt. In den KBT-Gruppentherapien konnte Frau Z. die Angebote der Selbstwahrnehmung mit den unterschiedlichen Gegenständen sehr genießen. Sie entdeckte sich körperlich selbst, ohne partnerschaftlichen Bezug. Die Anspannung im Körper wich. Entspannung wurde zu einem Bedürfnis unabhängig von gelebter Sexualität.

5.5 Sexualität und Essstörung

Unter Essstörungen werden schwerpunktmäßig die Anorexia nervosa (ICD-10: F50.0/F50.1) und die Bulimia nervosa (F50.2/F50.3; Dilling 2012) beschrieben. Häufig tritt die Bulimia nervosa auch als Folgeerkrankung zur Anorexie auf.

Die Anorexie ist durch massiven Gewichtsverlust gekennzeichnet und geht teils mit massiven Körperschemastörungen und endokrinen Störungen einher, die sich bei Frauen als Amenorrhö und Libidoverlust und bei Männer als Libido- und Potenzverlust manifestieren (Dilling 2012). Liegt der Beginn der Erkrankung vor der Pubertät, ist die körperlich-sexuelle Entwicklung verzögert oder gehemmt. Häufig ist sie begleitet von einer übermäßigen körperlichen Betätigung.

Die Bulimie ist gekennzeichnet durch die übermäßige Beschäftigung mit Essen, einer Gier nach Nahrungsmitteln und den kompensatorischen Gegenmaßnahmen wie Erbrechen, Missbrauch von Abführmitteln, Appetitzüglern und hormonellen Präparaten. Die psychopathologische Auffälligkeit besteht in der Angst vor dem „Zu-Dick-Sein" (Dilling 2012).

Die psychodynamischen Grundlagen zur Theorie der Entstehung und Aufrechterhaltung der Anorexie greifen auf die Triebpsychologie, die Ich-Psychologie sowie die Objektbeziehungs- und Bindungstheorien zurück. Die Triebpsychologie (Freud) sah die Verschiebung von sexuellen Impulsen aus dem Bereich der Sexualität auf die Oralität. In der Anorexie werden durch das Hungern sowohl die sexuelle Reifung bekämpft, als auch sexuelle Beziehungen abgewehrt.

Neuere psychodynamische Konzepte verstehen die Essstörungen eher als Folge konflikthafter Objektbeziehungen. Mangelnde Verlässlichkeit haben bei den Kindern Ängste von Selbst- und Objektverlust zur Folge. Die in der Pubertät hinzukommenden Verunsicherungen durch reale oder fantasierte Trennungen oder erotischen Überwältigungen sollen kompensatorisch durch die Kontrolle des Essverhaltens gelöst werden. Wenn Gefühle zu stark oder bedrohlich werden, gibt der anorektische Lebensentwurf Halt.

Das Beziehungsmuster ist durch eine ängstlich-vermeidende Bindung gekennzeichnet, die schmerzliche frühe Erfahrungen abwehrt und Autonomie als Ideal betont – in ihrer Fantasie sind die Personen nicht einmal von Nahrung abhängig. Gleichzeitig werden Reifungsschritte und eine (innere und äußere) Ablösung vom Elternhaus vermieden (Friederich et al. 2014).

Hungern kann auch als Bestrafung im Sinne eines mangelnden Selbstwertes verstanden werden. In der Bulimie darf oder kann die Nahrung nicht zu einem guten inneren Objekt verwertet werden. Entstehung und Aufrechterhaltung von Essstörungen beinhalten komplexe innerpsychische, interpersonelle, soziokulturelle und biologische Faktoren (Herpertz et al. 2015).

Manuale zur therapeutischen Behandlung sind häufig verhaltenstherapeutisch orientiert (Legenbauer/Vocks 2014).

Für die Therapien in den Kinder- und Jugendpsychiatrien gibt es multimodale Behandlungsansätze, die das familiäre Umfeld stark mit einbeziehen.

Für die KBT ist die Behandlung von Essstörungen von Kluck-Puttendörfer (2016) beschrieben. Zentral für die Therapie ist die Förderung einer psychosexuellen Nachreifung und die damit einhergehende Konstituierung des Selbstbildes und Selbstwertes (Herpertz 2015a). Damit verbunden ist die Arbeit am Körperbild mit dem Ziel, Körperwahrnehmung und Emotion in Einklang zu bringen (Friederich et al. 2014).

In der KBT fassen wir den Begriff „Körperbild wie folgt:

> *„Das Körperbild ist der psychologisch-phänomenologische Teilbereich der Körpererfahrung, der alle emotional-affektiven Leistungen bezüglich des eigenen Körpers erfasst. Dazu gehören die psychische Repräsentation des Körpers, das Erleben der Körpergrenzen sowie die mit dem Körper verbundenen Einstellungen und Wertungen." (Schmidt 2016, 5)*

Das Körperbild entwickelt sich in den frühen Interaktionen zu Bezugspersonen, deren psychophysiologische Spuren das Körpererleben prägen. Aufgrund dieser Annahme verstehen wir die KBT-Behandlung unter anderem als ein Einwirken auf die psychosomatischen Körperpräsentationen. Körperkontakt und Berührung sind unerlässlich zur Behandlung von Patientinnen und Patienten mit Anorexie und Bulimie.

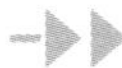

KBT-Angebot: Die Berührung

Dieses Angebot kann in der Gruppe als Partner*innen-Übung oder in der Einzeltherapie zwischen Therapeut*in und Patient*in stattfinden. Der Einsatz in der Gruppentherapie ist abhängig von Struktur und Reife der Gruppe.

1. Bitte suchen Sie sich eine Partnerin oder einen Partner. Nehmen Sie sich nun ein Kissen. Bitte entscheiden Sie sich, wer von Ihnen zunächst die aktive und wer die passive Rolle übernimmt.
2. Die passive Person stellt sich bequem hin. Die aktive Person nimmt das Kissen und drückt es sanft auf verschiedene Körperbereiche der Partnerin oder des Partners.
3. Versuchen Sie unterschiedliche Qualitäten – sanfter und stärkerer Druck. Bleiben Sie bitte im Kontakt und im Gespräch darüber, was als angenehm erlebt wird und welche Stellen nicht berührt werden sollen.

4. Die aktiven Personen achten darauf, was für sie eine angenehme Berührung durch das Kissen darstellt.
5. Welche Emotionen sind damit verbunden? Fühlt es sich geborgen an oder eher (be-)drückend? Wie erleben Sie diese Nähe?
6. Falls es eine Lieblingsstelle gibt, möchte ich Sie bitten, diese noch etwas zu intensivieren.
7. Bevor Sie tauschen, bitte ich Sie, noch einen Moment der Wirkung nach zu spüren. Wie ist es jetzt ohne Kontakt für Sie beide?
8. Bitte tauschen Sie und führen Sie das Angebot in der jeweils anderen Rolle durch.
9. Bitte legen Sie nun das Kissen zur Seite.
10. Versuchen Sie eine Berührung mit den Händen: Wie ist die Berührung auf der Schulter, wie zwischen den Schulterblättern, an den Oberarmen, an den Händen ... Bleiben Sie im Kontakt und im verbalen Austausch. Die Passive: Wo möchte ich berührt werden? Die Aktive: Kann ich mir dort eine Berührung vorstellen?
11. Bitte tauschen Sie die Rollen.
12. Spüren Sie der Intensität dieses Angebotes nach.
13. Tauschen Sie sich nun darüber aus. Welche Erfahrungen haben Sie machen können, welche Erinnerungen waren bedeutsam?

Theoretisch-methodische Reflexion

- Das Angebot sieht Körperkontakt und Berührung als notwendige Voraussetzung zur (psychosexuellen) Entwicklung an. Berührung – auch durch einen Gegenstand – ist immer freiwillig. Das wird zu Beginn des Angebotes betont und gleichzeitig eingeladen, im therapeutischen Kontext neue Erfahrungen zu sammeln.
- Im dyadischen Erleben entwickelt sich das Körperbild.
- Das feine und genaue Miteinander-in-Kontakt-Sein und der Abstimmungsprozess von beiderseitigen Bedürfnissen sind wesentlich für den respektvollen Umgang mit den Körpergrenzen.
- Die Körperlandschaft wird belebt und mit Affekten und Erinnerungen – die durchaus auch schmerzhaft sein können – in Verbindung gebracht.
- Die verschiedenen Rollen fördern den Integrationsprozess von Autonomie, Abhängigkeit/Kontrolle und Unterwerfung.
- Durch die Berührung erfolgt eine unmittelbare Konfrontation mit dem eigenen Selbstbild.
- Die Erfahrung der Berührung im aktiven und passiven Modus ist in diesem respektvollen Kontext selbstwertstabilisierend.

- Der Austausch findet zunächst in der Dyade statt. Abschließend wird in der Gruppe noch einmal über das gesamthafte Erleben gesprochen.
- Zu jeder Zeit muss der KBT-Gruppentherapeut oder die KBT-Gruppentherapeutin vermitteln, dass er oder sie die gesamte Gruppe begleitet und unterstützend eingreifen kann.

Zur Thematik Sexualität und Essstörungen sind verschiedene Problemlagen zu nennen. Aufgrund der unzureichenden psychosexuellen Entwicklung besteht häufig kein sexueller Selbstbezug und in dessen Folge auch kein partnerschaftliches sexuelles Erleben. Die Auseinandersetzung mit der sexuellen Identität oder Orientierung werden vermieden. Körperliches erotisch-sinnliches Erleben wird als überwältigend erlebt. Der Kontrollverlust im Geschlechtsverkehr und Orgasmus ist extrem bedrohlich und wird vermieden (Gerwing/Kersting 2015).

Bei Anorexia nervosa sollten gynäkologischen Aspekte beachtet werden, was das folgende Beispiel verdeutlicht.

BEISPIEL

KBT-Kasuistik: Anorexie und Schwangerschaft

Die Patientin kam mit einem BMI <16 in die psychosomatische Klinik mit dem Schwerpunkt der Behandlung von Essstörungen. Zu diesem Zeitpunkt war sie im 4. Monat schwanger und hatte 1,5 Kilogramm seit Beginn der Schwangerschaft abgenommen. Der Beginn der Schwangerschaft war für die Patientin subjektiv unkompliziert, da sie durch die vorherrschende Übelkeit ihr restriktives Essverhalten aufrechterhalten konnte. Es fiel nicht auf. Die zur Mitte der Schwangerschaft einsetzenden körperlichen Veränderungen jedoch erlebte sie als bedrohlich. Es bildete sich ein leicht sichtbarer Bauch, vermehrt kam es auch zu Einlagerungen von Wasser ins Gewebe. Ihre Gynäkologin machte sich große Sorgen um Mutter und Kind. Sie zog eine Überweisung in eine internistische Klinik in Betracht, um die Schwangerschaft medizinisch zu überwachen. Das lehnte die Patientin ab.

So kam sie in die Klinik und erhielt die üblichen Auflagen zur Behandlung: einen Essvertrag, einen Gewichthaltevertrag, zusätzlich verpflichtete sie sich engmaschig die Gynäkologin aufzusuchen. Die Kooperation zwischen Behandlerinnen und Behandlern der Klinik und ihr wurde per Schweigepflichtsentbindung geregelt.

Die Patientin nahm einmal wöchentlich an einer KBT-Gruppentherapie teil und hatte zusätzlich KBT-Einzeltherapien. Für mich als Therapeutin begann ein Wettlauf mit der Zeit. In den Gruppentherapien nahm sie aufgrund ihrer Schwangerschaft eine Sonderstellung ein und wurde von den Mitpatientinnen und Mitpatienten durchaus beneidet. Das Thema des unerfüllten Kinderwunsches war in der Gruppe präsent. Häufig musste sie aufgrund von Erschöpfung oder Kreislaufproblemen pausieren, sich hinsetzen und war passiv am Gruppengeschehen beteiligt. Sie wirkte wenig lebendig. Ich versuchte ihr Möglichkeiten aufzuzeigen, wie sie mit sich selbst auf ihrem Platz in die Berührung kommen könne, wozu ich ihr verschiedene Gegenstände anbot. Mit einem harten Igelball konnte sie ihre Füße massieren, was ihren Kreislauf etwas aktivierte. Ein Stein – der zuvor auf der Heizung gelegen hatte – wärmte ihre Hände. Ich hatte sie in der Gruppe stets im Blick und übernahm (groß-)mütterliche Verantwortung für sie und ihr werdendes Kind.

In den Einzeltherapien jedoch präsentierte sie ihre ganze Ambivalenz der Schwangerschaft gegenüber. Sie kam zu spät, fühlte sich überfordert, blieb auf meine Anregungen zur Körperwahrnehmung desinteressiert. Ich bemühte mich, mit Decken, Kissen und weichen Gegenständen die schützende, wohlwollende Therapieatmosphäre zu stärken. Unsere therapeutische Beziehung blieb brüchig. Ich entschied mich für sehr körpernahe therapeutische Interventionen. In den folgenden Einzeltherapien hielt ich ihre Hände, ihre Füße, ihren Kopf. Wir saßen oder standen Rücken an Rücken, ich hielt sie an den Schultern und bewegte sie sanft. Durch unsere körperliche Beziehung konnte sie Bewegung und Temperatur wahrnehmen. Dieses führte zu Entspannung und dazu, dass sie auch die Bewegungen ihres Babys annehmen konnte. Immerhin konnte sie sich ihrem Körper und ihrem wachsenden Kind soweit zuwenden, als dass sie realisierte, dass der Versorgungsmangel sie und ihr Kind schädigen werde. Sie begab sich für die letzten beiden Schwangerschaftsmonate zur Überwachung und Versorgung in eine Klinik.

Diese Behandlung hat durch die körperliche Nähe in mir heftige Gegenübertragungen von Liebe, Sorge, Angst, Ablehnung, Ohnmacht und Aggression ausgelöst, die ich nur mithilfe des Teams kompensieren konnte. Ich verstand diese Gefühle als das, was in der Patientin vorging, von ihr aber nicht gefühlt werden konnte. Dennoch habe ich diese gefährdete Schwangerschaft (körperlich) mitgetragen.

Einige Zeit nach der Entbindung schickte sie eine Karte an unsere Station. Ihr Kind kam mit niedrigem Gewicht zur Welt, aber sie konnte die Versorgung und Unterstützung in der Gynäkologie und in der Kinderklinik annehmen.

Dieser therapeutische Prozess beschäftigte mich noch sehr lange. Es tauchten sowohl Fragen nach den Grenzen der körperpsychotherapeutischen Behandlung, als auch medizinisch-ethische Fragen auf. Die Patientin konnte aufgrund der bestehenden Amenorrhö nicht auf natürlichem Wege schwanger werden. Grundsätzlich habe sie nur auf „Drängen" ihres Partners Sexualität gelebt. Dieser hatte einen deutlichen Kinderwunsch; sie selbst zeigte sich bezüglich eines Kindes stark ambivalent. Schließlich nahm das Paar eine reproduktionsmedizinische Behandlung in Anspruch, die zu dieser Schwangerschaft führte.

Aus biologischer Sicht ist das Ausbleiben der reproduktiven Funktionen aufgrund verminderter Nahrungszufuhr durchaus sinnvoll, da eine Schwangerschaft körperliche Reserven der Mutter benötigt. Das Wiedereinsetzen der Menstruation ist von hormonellen Parametern abhängig, die mit einer ausreichenden Ernährung korrelieren. Nach erfolgreicher Behandlung von Anorexie oder auch Bulimie ist in aller Regel eine Schwangerschaft auf natürlichem Wege wieder möglich. Zu beachten ist aber, dass Frauen in der Kinderwunschbehandlung regelhaft nicht die Störung ihres Essverhaltens angeben. Die Schwangerschaftskomplikationen können erheblich sein, mit hohem Risiko für Mutter und Kind. Die Mortalitätsrate von Kindern anorektischer Mütter ist um das sechsfache erhöht.

Generell beinhaltet diese Thematik die Empfehlung, dass im Rahmen der reproduktionsmedizinischen Untersuchung die Fragen zu Gewichtsentwicklung und Essverhalten inkludiert sein sollten. Weiterhin sollten Frauen mit Essstörungen empfohlen werden, eine Schwangerschaft auf die Zeit nach erfolgreicher psychosomatisch-psychotherapeutischer Behandlung zu verschieben. Immer gelten Schwangerschaften von Frauen mit Essstörungen als Risikoschwangerschaften (Gerwing/Kersting 2015).

5.6 Sexualität und Adipositas

Unter Adipositas ist eine Vermehrung des Körperfettes zu verstehen, der in der WHO-Klassifikation anhand des Body Mass Index (BMI; Körpergewicht in Relation zum Quadrat der Körpergröße) definiert wird. Ab einem BMI von 30 wird von Adipositas in verschiedenen Graden gesprochen (Herpertz et al. 2015; Munsch/Hilbert 2015). Psychische Komorbiditäten zur Adipositas – wie Depressionen, Binge-Eating-Störung, Persönlichkeitsstörungen, psychosoziale Belastungen etc. – gelten sowohl als ursächliche Faktoren, als auch als Folgeerscheinung (Herpertz 2015b). In diesem Kontext werden als auslösende Faktoren für Adipositas traumatisierende Kindheitsbelastungen und Stress – insbesondere sexuelle Gewalt – genannt (Becker 2015).

> *„Bei dem Vergleich adipöser mit normalgewichtigen Frauen in der Primärversorgung lassen sich signifikante Zusammenhänge zwischen dem höchsten Körpergewicht (Lebenszeit), dem Körpergewicht zum Zeitpunkt der Untersuchung, sexuellem Missbrauch in der Lebensgeschichte, Selbstverletzungsverhalten und einer Borderline-Persönlichkeitssymptomatik aufzeigen." (Herpertz 2015b, 428)*

Aus analytischer Sicht kann Adipositas als eine Störung in der oralen psychosexuellen Entwicklungsphase verstanden werden, als Folge fehlender oder schädigender interpersoneller Erfahrungen. Essen wird zum Ersatzobjekt für emotionale Zuwendung. Diese Entwicklung geht einher mit tiefen Selbstzweifeln und Scham auch hinsichtlich der sexuellen Identität. Das negative Selbstbild und die Selbstunsicherheit werden durch Nahrung beruhigt. Der Aufbau eines kohärenten Körperbildes ist nicht gelungen.

Im Sinne der psychosexuellen Entwicklung liegen die Ziele in der Nachreifung früher defizitärer Selbsterfahrungen, in der Förderung eines kohärenten Selbstbildes und dem Aufbau eines stabilen Selbstwertes (Kluck-Puttendörfer 2016).

Ausgehend von dieser Thematik ist die basale Wahrnehmung des eigenen (gewichtigen) Körpers in seiner Struktur und seinen Grenzen grundlegend.

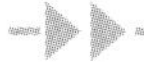

KBT-Angebot: Wahrnehmung basaler Körperstruktur

1. Bitte stellen Sie sich mit dem Rücken vor die Wand. Versuchen Sie nun, sich anzulehnen. Welche Körperteile haben Kontakt mit der Wand? Versuchen Sie diese zu benennen. Welche Körperteile bekommen Kontakt

zur Wand, wenn Sie Ihr Gewicht verlagern? Versuchen Sie nun einen Kontakt zur Wand herzustellen, der Ihnen erlaubt, möglichst viel Gewicht an die Wand abzugeben. Wie viel Gewicht spüren Sie noch auf Ihren Füßen oder in Ihren Beinen?
2. Stoßen Sie sich nun von der Wand ab und übernehmen Sie das ganze Gewicht wieder selbst.
3. Experimentieren Sie bitte mit Anlehnen und Eigenständigkeit in Ihrem eigenen Rhythmus.
4. Entscheiden Sie sich, was jetzt gerade die bessere Wahl ist.
5. Gehen Sie nun mit einigen kräftigen Schritten in den Raum und bleiben Sie stehen. Spüren Sie nun den Bodenkontakt. Wie halten Sie Ihr Körpergewicht?
6. Wenn Sie nun zurückgehen, versuchen Sie im Rücken zu spüren, wann Sie die Wand wahrnehmen. Wie sind das Zurückkommen und Anlehnen jetzt? Bitte experimentieren Sie mit dieser Übung im eigenen Rhythmus und Tempo.
7. Hat dieses Üben etwas in der Körperwahrnehmung verändert? Spüren Sie Ihre Begrenzung im Rücken und können Sie Ihr Gewicht wahrnehmen?

Theoretisch-methodische Reflexion

- Wand und Boden werden als haltgebende „Partner“ angesprochen, an denen die Körpergrenzen und das Gewicht zuverlässig erprobt und wahrgenommen werden können. Stabilität und Stütze der Raumstruktur fördern die vertrauensvolle Auseinandersetzung mit dem körperlichen Selbst.
- Die basale Wahrnehmung des objektiven Gewichtes wird angesprochen. „Gewicht haben, Gewicht wahrnehmen, Gewicht halten und abgeben.“ Die Ansprache fördert die Realität des „Gesehen-Werdens“.
- Das eigenständige Üben in den Polen „Anlehnen/Eigenständigkeit“ und „in den Raum hinein/zurückkommend Halt finden“ fördern die Eigenverantwortlichkeit im Umgang mit sich.
- Dieses Angebot klingt sehr einfach und dennoch ist es für adipöse Menschen oft eine große Herausforderung, dem Gewicht nachzuspüren.
- Eine Erweiterung könnte dieses Angebot im Sitzen oder Liegen finden, sodass umfangreicher Gewicht abgegeben werden kann. Oft ist dieses jedoch zu beschämend, weil die Patientinnen und Patienten befürchten, nicht selbstständig aufstehen zu können.

Adipositas kann auch als Vermeidung von Sexualität verstanden werden, als Schutz vor dem Begehrtwerden – insbesondere nach sexuellen Traumatisierungen. Insofern ist es eine dysfunktionale Lösung, als damit dem subjektiven sexuellen Selbsterleben kein Ausdruck verliehen werden kann. Zudem wird die tiefe Verunsicherung, die die Traumatisierung hinterlassen hat, unter einem Panzer verborgen. In diesem Fall ist es natürlich notwendig, nach einer traumaspezifischen Phase der Stabilisierung gezielter mit den Körperschichten zu arbeiten, um sich so der Traumatisierung von außen nach innen zu nähern. Dazu ist es hilfreich, zunächst feste Gegenstände zu nutzen, die dem Körper einen Gegendruck ermöglichen, und um überhaupt in tiefere Schichten vorzudringen. Darüberhinaus soll ein Begreifen mit der Hand gefördert werden. Ebenso wird es wichtig sein, die äußeren und inneren Sexualorgane zunehmend anzusprechen, um die Selbstwahrnehmung und das Selbsterleben zu fördern.

BEISPIEL

KBT-Kasuistik: „Heute bin ich mal Prinzessin“

Eine Patientin mit einem BMI über 40 kam zur traumaspezifischen Behandlung in die psychosomatische Klinik. Wenn sie den KBT-Raum betrat, trug sie enge Leggins und T-Shirts, sodass sich ihr massiger Körper in den Proportionen abbildete. Die Notwendigkeit der Gewichtsreduzierung zur Vermeidung von gesundheitlichen Folgestörungen schien sie wenig zu beeindrucken. Selbstbewusst vertrat sie die Auffassung, dass dicke Menschen in unserer Gesellschaft diskriminiert werden und sie einen Kontrapunkt dazu setzen möchte.

In eine Stunde kam sie mit einem engen rosafarbigen T-Shirt mit der Aufschrift direkt auf der Brust „Heute bin ich mal Prinzessin“. Es gab keine Möglichkeit, über dieses Statement hinwegzuschauen, das auf ihren fülligen weiblichen Brüsten prangte. Und so fragte ich sie, was sie mit dieser Aufschrift auf dem T-Shirt mitteilen möchte. Es folgte eine Beschreibung, dass Prinzessinnen es im Leben leicht haben und dass sie sich das auch wünsche. Der Wunsch nach „Leichtigkeit“ stand in deutlichem Kontrast zu ihrem Körpergewicht. Das rosa Oberteil wirkte wie ein viel zu kleines T-Shirt eines Mädchens. Die bittere Wahrheit zeigte sich zu einem späteren Zeitpunkt in der KBT-Einzeltherapie, als ich mit ihr daran arbeitete, wie sie ihren Brustraum innerlich durch die Atmung und äußerlich durch die Berührung wahrnehmen könne. Durch ihren Vater habe sie über viele Jahre sexuelle Gewalt erfahren müssen. Er habe ihren in der Pubertät wachsenden Busen mit den Händen „geprüft“. In dieser perfiden sexualisierten Atmosphäre sprach er sie als seine „Prinzessin" an. Das T-Shirt sah ich nie wieder, aber ihr Körpergewicht blieb auf dem viel zu hohen Niveau.

5.7 Sexualität und somatoforme Schmerzstörung

Somatoforme Schmerzstörungen sind durch anhaltende Körperbeschwerden charakterisiert, für die es keine ausreichende organische Erklärung gibt (Lahmann et al. 2012). Bei der Entstehung, Aufrechterhaltung und Schwere spielen psychosoziale Belastungsfaktoren in der Kindheit eine erhebliche Rolle. Im Vordergrund stehen schwere (sexuelle) Traumatisierungen und emotionale Vernachlässigung. Diese beeinflussen wesentlich das psychosoziale und körperliche Stresserleben (Egle 2003). Defizitäre frühe Bindungen führen zu Störungen in der Symbolisierungsfähigkeit und Affektorganisation. Ein unsicher-ängstlicher oder vermeidender Bindungsstil wird ebenfalls in Zusammenhang zum Schmerzerleben gebracht (Schneider et al. 2012).

Psychotherapeutisch sollte der chronische Schmerz konsequent als psychologisches Phänomen aufgefasst werden, auch wenn er aus physiologischen Phänomenen erwächst (Hoffmann 2003).

Freud ging in seinem Konversionsmodell davon aus, dass unbewusste Vorstellungen und Fantasien sowie sexuelle Triebimpulse ängstigend wirkten und körpersprachlich z.B. in Form von Lähmungen ausgedrückt wurden. Bewusstseinsveränderungen in Form von Dissoziationen, körperliches Leid und Schmerzen werden als Umwandlungen seelischer Schmerzen gedeutet (Freud 1895).

Sehr vereinfacht kann aus psychodynamischer Sicht angenommen werden, dass der seelische Schmerz in der Somatisierung zu einem körperlichen Schmerzerleben umgewandelt wird. Es kommt zu einer symptomgebundenen Darstellung des Unaussprechbaren, dass zu einer Entlastung von verschiedentlichen Affekten führt (Hoffmann 2003).

In der KBT ist es daher unerlässlich, das Unaussprechbare in Worte zu überführen. Das Zusammenwirken seelischer und körperlicher Wirklichkeiten fördert die Konfliktbewältigung, die letztendlich auf einer gestörten Entwicklung des Individuationsprozesses und des Abstrahierungsprozesses beruht. Die Förderung symbolisierender Prozesse ist in der Behandlung von Schmerzpatientinnen und -patienten unerlässlich (Breitenborn 2016).

Insbesondere bei Patientinnen und Patienten mit somatoformen Schmerzen ist eine umfangreiche Diagnostik notwendig, die auch die traumatisierenden Erfahrungen der Kindheit erfassen sollte. Auch wenn die Patientinnen und Patienten selbst noch keinen Zusammenhang zwischen körperlichem und seelischem Schmerz herstellen können, ist es diagnostisch für uns als körpertherapeutische Behandler*innen von hoher Relevanz und sollte uns in unserer Sicht auf die Patientinnen und Patienten begleiten. Letztlich ist es wichtig daran zu arbeiten, dass Menschen in Beziehung zu sich kommen. Im körperlichen Schmerz liegt eine Botschaft, die gemeinsam – innerhalb einer therapeutischen Beziehung – verstanden werden muss. Ein umfangreiches Konzept zur KBT-Behandlung somatoformer/chronischer Schmerzstörungen beschreibt Breitenborn (2016).

Somatoforme oder chronische Schmerzen stehen häufig in Zusammenhang mit sexueller Gewalt. Dieses (bindungs-)traumatisierende Erleben kann in direktem Zusammenhang zu Schmerzerleben führen – bei Frauen zu gynäkologischen, bei Männern zu urologischen Beschwerden – mit entsprechenden Folgen für das Erleben von Sexualität. Aus meiner Sicht besteht ein Ungleichgewicht in der Beschreibung der Auswirkungen von sexueller Gewalt im geschlechterbinären Verhältnis. Sexuelle Gewalt an männlichen Kindern und Jugendlichen sowie an erwachsenen Männern durch Männer und Frauen ist in der Gesellschaft und Wissenschaft noch zu wenig abgebildet.

Die Schmerzen können direkt mit den jeweiligen Körperregionen in Verbindung stehen – Schmerzen im Beckenbereich, Unterbauchschmerzen, Schmerzen beim genitalen oder analen Geschlechtsverkehr …

> *„Im Falle von sexuellem Missbrauch können die Schmerzen einerseits als direkte regressive Erinnerung an das Trauma angesehen werden, quasi als psychische Wiederholung des Traumas im Sinne einer Überforderung der psychischen Abwehrmechanismen durch die schwere Traumatisierung. Andererseits stellen sie aber auch eine psychische Abwehrleistung dieser Patientinnen dar: Die seelischen Schmerzen des Traumas werden auf den körperlichen Schmerz im Unterleib eingeschränkt und häufig von den begleitenden unerträglichen Affekten isoliert." (Lampe/Söllner, S. 565f)*

Somatoforme Schmerzen im genitalen Bereich oder im Becken können auch Ausdruck konflikthafter Themen sein, im Sinne einer partnerschaftlichen sexuellen Beziehungsstörung, als Abwehr sexueller Wünsche oder als Abwehr eines Kinderwunsches.

Besondere Bedeutung haben Schmerzen im Genital- und Analbereich in der KBT-Therapie mit (ehemaligen) weiblichen, männlichen und diversen Prostituierten, da körperliche Verletzungen hinsichtlich perverser Praktiken stärker zu beachten sind.

KBT-Angebot: Symbolischer Lebenskreis

Dieses Angebot fördert die Symbolisierungsfähigkeit im Ausdruck über verschiedene Gegenstände.

1. Bitte suchen Sie fünf Gegenstände, die folgende Lebensbereiche symbolisieren. Ein Symbol für sich selbst – „wer bin ich im Symbol". Ein Symbol für Ihre Familie – sollten hier mehrere Symbole aufgrund fragmentierter oder ergänzender familiärer Bereiche notwendig sein, ist das selbstverständlich möglich. Ein Symbol für die berufliche Situation oder Ausbildung. Ein Symbol für die Freizeitgestaltung. Und ein Symbol für den Schmerz, das Leid oder den Grund der Aufnahme der Therapie.
2. Bitte ordnen Sie diese Symbole zueinander in einem Reifen an. Welches Symbol steht im Mittelpunkt, welches eher am Rande? Gibt es Symbole, die miteinander in Verbindung stehen? Verändern Sie so lange, bis es für Sie richtig erscheint.
3. Stehen Sie nun auf und betrachten Sie diese Gestaltung von weitem – möglichst aus verschiedenen Perspektiven, sodass Sie einen Gesamtüberblick erhalten. Wie wirkt es aus der Ferne? Spüren Sie eine körperliche Resonanz? Wenn Sie Impulse zur Veränderung haben, gehen Sie diesen nach und ordnen Sie die Gegenstände anders an oder tauschen Sie unpassende Gegenstände aus.
4. Bitte setzen Sie sich nun zu Ihrer Gestaltung und berichten Sie über Ihren Lebenskreis. Für welche Bereiche ist es Ihnen leichtgefallen, einen Gegenstand zu finden? Welche Bereiche haben Sie möglicherweise vergessen? Gibt es einzelne Bereiche, die gar nicht besetzt werden konnten? Welche Bedeutung haben die einzelnen Symbole? Erzählen Sie nur so viel, wie für Sie passend erscheint.
5. [Nach der Gesprächsrunde:] Nehmen Sie nun das Symbol für den Schmerz, das Leid oder den Aufnahmegrund aus der Gestaltung heraus und legen es zur Seite. Wie verändert sich das Gesamtbild? Welche anderen Symbole bekommen jetzt eine vorrangige Bedeutung? Müssen die Symbole neu geordnet werden?
6. Entscheiden Sie bitte, ob das Symbol für den Schmerz wieder in die Gestaltung hinein soll oder einen anderen Platz benötigt?
7. Suchen Sie abschließend nach einer Lösung auf der symbolischen Ebene. Wie sähe der ideale Lebenskreis für Sie aus?

8. Falls Sie möchten, machen Sie ein abschließendes Foto ihrer Gestaltung, bevor Sie diese wieder aufräumen.

Theoretisch-methodische Reflexion

- Die angegebenen Lebensbereiche sollen exemplarisch verstanden werden und zum Nachdenken anregen. Oft haben Menschen andere Bereiche, die Ihnen wichtig erscheinen und die selbstverständlich symbolisiert werden können und sollen.
- Die Arbeit mit Gegenständen fördert die Symbolisierung. Sie ist in diesem Fall der Vermittler zwischen dem (körperlichen) Erleben und der Sprache.
- Der Schmerz (das Leid) bekommt als Teil des Lebenskonstruktes einen Ausdruck.
- Das beständige äußere Handelnde verändern, das Neuordnen und Austauschen fördert gleichzeitig den inneren Prozess und generiert eine Wirkmächtigkeit. Selbst Verantwortung für die Gestaltung übernehmen versus passiv Ausgeliefertsein.
- Die Distanzierung ist notwendig, um sich selbst einen Überblick über das „Gesamtkonstrukt" zu verschaffen – Abstand nehmen.
- Anhand der Gestaltung fällt es vielen Patientinnen und Patienten leichter, über sich und ihr Leben oder ihren Schmerz zu sprechen.
- Das Symbol für den Schmerz herauszunehmen ist eine Möglichkeit, sich mit der „Funktion des Symptomes" zu befassen. Dabei geht es nicht um schnelle oder suggestive Lösungen. Der Schmerz oder das Leid als solches ist immer anzuerkennen. Er findet Beachtung und wird gemeinsam mit den Patientinnen und Patienten angeschaut.
- Oft haben die Patientinnen und Patienten selbst sehr kluge und umfassende Lösungsideen zu ihren Lebenskreisen.
- Die Fotografie ist eine weitere Distanzierungstechnik.
- Der Wechsel zwischen körperlichem Erleben, handelnder Veränderung, Symbolisierung und Distanzierung ermöglicht eine intensive therapeutische Auseinandersetzung auf verschiedenen Ebenen.

BEISPIEL

KBT-Kasuistik: Die Schmerzen im Unterleib

Eine Patientin wurde unter Einfluss hoher Schmerzmedikation in die psychosomatische Klinik aufgenommen. Es war zu Beginn nicht klar, inwieweit der Entzug der abhängigmachenden Substanzen Einfluss auf den Therapieverlauf nehmen würde. In steigender Dosierung habe sie in den letzten Jahren Schmerzmedikation für ihre im ganzen Körper spürbaren chronischen Schmerzen erhalten. Nichts half wirklich, seit einem halben Jahr konnte sie ihrer beruflichen Tätigkeit nicht mehr nachkommen.

In der KBT-Gruppe wirkte sie zunächst misstrauisch. Der Körper schmerze, sie wisse gar nicht, ob sie sich auf ein Sitzkissen setzen oder gar auf den Boden legen könne. Wir besprachen, dass sie sich von ihren Schmerzen leiten lassen solle. Werden die Schmerzen stärker, solle sie etwas an der Wahrnehmung verändern oder gar eine Pause machen – das tun, was ihr Körper ihr sage. Sie müsse im KBT-Raum nichts tun, was ihre Schmerzen verstärke, gemeinsam würden wir herausfinden, was ihr Körper durch die Schmerzen ausdrücken möchte.

„Den Schmerz fragen – den Schmerz als affektiven Ausdruck verstehen – den Schmerz als verlässlichen Partner begreifen –“. Die Patientin schaute mich irritiert an und zweifelte wohl an meiner Kompetenz. Sie wolle, dass der Schmerz verschwinde und ich fragte, warum ist er da? Ich fragte sie: „Was will der Körper im Schmerz ausdrücken?“ Und bat sie: „Gehen Sie bitte liebevoll mit ihrem schmerzenden Körper um.“

Dieser Fokus leitete uns durch die Gruppentherapie. Sie wandte sich dem eigenen Körper zu. Sie entdeckte ganz basale Wahrnehmungen: ihre Füße lieben feste Gegenstände – den Holzstab oder den Igelball … Ihr Rücken liebt es, an der warmen Heizung zu sein … Die Hände mögen den Dialog miteinander … Es begann eine Differenzierung in der Körperlandschaft. Die chronischen Verspannungszustände lösten sich nach und nach. Sie fühlte sich lebendiger im Kontakt zu sich, aber auch zu anderen Menschen. Was allerdings blieb, waren die krampfartig auftretenden Unterleibsbeschwerden. Aufgrund dieser Beschwerden konnte sie an einigen Tagen nicht an den Therapien teilnehmen.

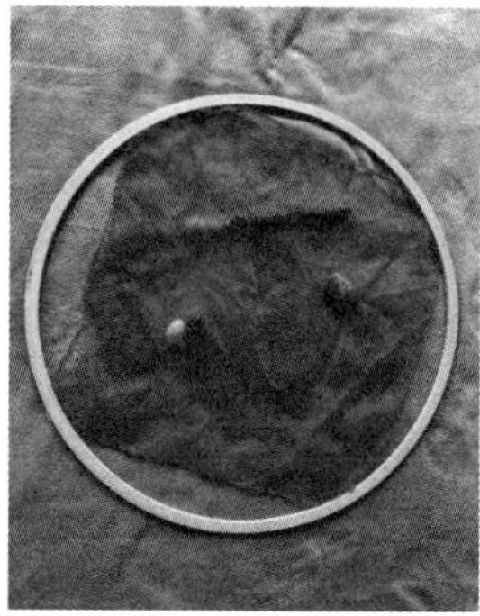

Abb. 7: Symbolischer Lebenskreis 1

Für das oben beschriebene KBT-Angebot wählte ich eine Einzeltherapie. Die Symbole für ihren Lebenskreis blieben karg. Ein Holz für sich selbst, ein spitzer Stein für ihre Herkunftsfamilie, die Arbeit ließ sie als Symbol aus (da habe sie keine Hoffnung auf Rückkehr an den Arbeitsplatz, denke eher an Rente), für die Freizeit wählte sie ein weiteres Naturmaterial, weil sie gerne mit ihrem Mann wandere. Die Paarbeziehung wurde mit zwei kleinen Murmeln symbolisiert. Für den Schmerz wählte sie ein Tuch, dass sie über die gesamten Gegenstände legte.

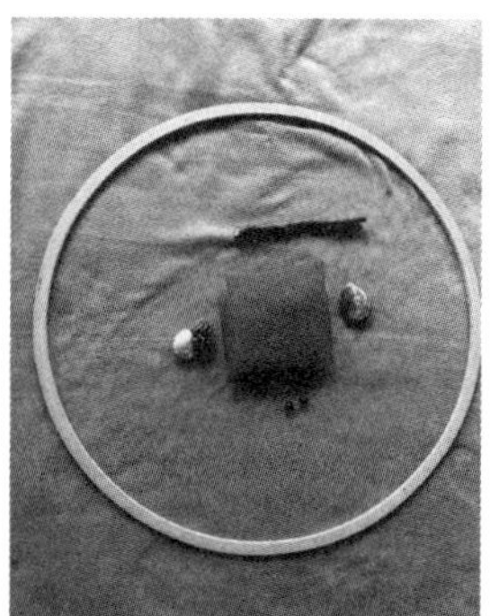

Abb. 8: Symbolischer Lebenskreis 2

Ich bat sie, das Tuch zu heben, damit wir die darunterliegenden Symbole genauer betrachten könnten. Als wir so standen und auf ihren Kreis schauten, liefen ihr stumm die Tränen die Wangen herunter. Dieses stille Weinen hat mich tief berührt. Ebenso still faltete sie das Tuch und legte es in den Lebenskreis.

In den folgenden Therapiestunden nahm sie Symbol für Symbol in die Hand und berichtete von ihrem Leben, in dem ihre Wünsche und Bedürfnisse keine Rolle spielten. Ihre Eltern gehörten zu den Spätaussiedlern, die – um in Deutschland anerkannt zu sein – viel arbeiteten. Sie war sich oft selbst überlassen. Dann kam es zu sexueller Gewalt durch einen Nachbarn, der ihr Alleinsein ausnutzte. Sie erwarb einen Beruf in der Hauswirtschaft, obwohl sie in der Schule so gerne gelernt habe. Die Beziehung zum Ehemann – solide und verlässlich – gestaltete sich aber mit wenig emotionaler Nähe. Den latent vorhandenen Kinderwunsch habe sie sich bisher versagt, weil sie nicht wisse, ob sie dieser Aufgabe gewachsen sei.

Mein Bericht spiegelt das karge Sein der Patientin. „Alles nicht so bedeutsam, um darüber zu sprechen.“ Über das Tuch kamen wir dann doch in einen Dialog. Das Tuch stand für die mit der penetrierenden Gewalt verbundenen genitalen Schmerzen, die sie still ertrug, die sie als Scham empfand, mit denen sie sich nicht anvertrauen konnte. Wir wechselten gemeinsam zwischen der Symbolisierung und dem Körpererleben. Die Unterleibsschmerzen wurden partiell stärker. Aber sie standen nun in einem biografischen Kontext und konnten verstanden werden.

6 Reflexionsimpulse für Therapeutinnen und Therapeuten

6.1 Sexuelle Übertragung und Gegenübertragung

In den psychodynamischen Therapieformen – so auch in der KBT – steht der therapeutische Prozess im Fokus der Behandlung. Für eine tragfähige Beziehung ist es notwendig, die Eigenschaften, Symptome und teilweise dysfunktionalen Regulationsversuche der Patientinnen und Patienten als Strategien zur Lebensbewältigung zu würdigen. Übertragungen der inneren Bilder früherer Beziehungen entwickeln sich auch hinsichtlich der sexuellen Orientierung und Identitäten. Es ist wichtig, die emotionalen, kognitiven und fantasierten Aspekte der Gegenübertragungsgefühle auf Seiten des Therapeuten und der Therapeutin (so auch die sexuelle Erregung) zu analysieren (Rauchfleisch 2019).

Therapeutinnen und Therapeuten sollten in der Lage sein, auch intensive und extreme Gefühle den Patientinnen und Patienten gegenüber zu entwickeln und auszuhalten, ohne sie auszuagieren. Hinter sexualisierenden Übertragungsformen finden sich nicht nur Aggressionen, sondern Gefühle von Sehnsucht, Angst, Verlangen oder Scham. Auch auf Therapeutinnen und Therapeuten können sich erotische Gefühle übertragen, sie dürfen diese aber nicht in Handlung umsetzen und sie müssen ihrer Fürsorgepflicht nachkommen (Dammann/Benecke 2009).

Mathias Hirsch (2010b) befasste sich mit den sexuellen Gegenübertragungsgefühlen, die er als ein Spektrum verschiedener Formen von notwendiger Sympathie, Erotik und sexuellem Begehren, Verliebtheit des Analytikers und der Analytikerin, reife Formen sexueller Liebe bis hin zum Agieren und den sexuellen Missbrauch der Therapeutin und des Therapeuten beschreibt. Er erachtet das Zulassen von erotischen und sexuellen Gefühlen in der Gegenübertragung als substanziell für den therapeutischen Prozess; plädiert dafür, diese zu containen, unter Umständen auch zu verbalisieren, ohne jedoch eine Realisierung herbeizuführen.

Der charakteristische Aspekt der Heterosexualität gilt gesellschaftlich nach wie vor als „normal", sodass Heterosexualität als Orientierung und Präferenz im therapeutischen Prozess in aller Regel unhinterfragt bleiben (Rauchfleisch 2019).

Mit dem Anschluss an die sexuelle Geschlechtervielfalt ergeben sich jedoch vielfältige neue Übertragungs- und Gegenübertragungskonstellationen: ob homo-, bi-, trans-, queer- oder andere sexuelle Identität und Orientierung von Patientinnen und Patienten, Therapeutinnen und Therapeuten. Damit ergibt sich eine (grenzenlose) Vielfalt an Beziehungsdynamiken (Rudolf-Petersen 2018). Varianten der sexuellen Orientierung und Geschlechtsidentiten sind bisher in Bezug auf die therapeutische Beziehung wenig untersucht worden (Rauchfleisch 2019).

In der Psychoanalyse ist der ödipale Konflikt – der während der gesamten Lebensspanne virulent sein kann – ein Parameter für die psychoanalytische therapeutische Beziehung und somit auch Grundlage für mein Verständnis für die KBT. Die Tatsache, dass sich die sexuelle Identität und Orientierung nicht binär in Mann und Frau einteilen lässt und zudem auch Veränderungsprozessen unterliegt, erfordert präzises Erfassen von libidinös geprägten (Gegen-) Übertragungen.

Die sexuelle Geschlechtervielfalt ist besonders für uns KBT-Therapeutinnen und -Therapeuten von Bedeutung, da wir uns der Körperlichkeit unserer Patientinnen und Patienten zuwenden. So entsteht die Frage, ob die sexuelle Identität und Orientierung einen Einfluss auf die Behandlung hat und welche analytischen Paar- oder Gruppenkonstellationen oder Fantasien und Assoziationen sich daraus ergeben. Vermutlich gibt die Heterosexualität immer noch Sicherheit im Hinblick auf kulturelle Erwartungen und Grundannahmen.

Ermann (2019a) beschreibt, dass Erotik zwischen Patientinnen und Patienten und Therapeutinnen und Therapeuten ein entscheidendes Element in der Behandlung darstellt. „Es geht um die Präsenz des Sexuellen als absichtslose Sinnlichkeit. Sie ist Voraussetzung dafür, dass man sich als sexuelles Wesen gesehen fühlt und sexuelle Identität sich entfalten kann." (Ermann 2019a, 71).

Die Erotik, die von Patientinnen und Patienten ausgeht, sollte gehalten und gespiegelt werden, um Defizite in früheren Spiegelungsbeziehungen auszugleichen. Das bedeutet, dass sich Therpeutinnen und Therapeuten auf das Begehren als spielerischen Prozess einlassen sollen. Erotik soll als angenehme Haltung bestätigt werden, das Versagen von konkretem sexuellem Agieren ermöglicht die Erfahrung einer sicheren Grenze (Ermann 2019a, 72).

BEISPIEL

KBT-Kasuistik: Die homoerotische Verführung

In meiner ambulanten Praxis habe ich regelmäßig Kleingruppen für Patientinnen und Patienten nach stationären psychosomatischen Aufenthalten, um die dort erreichten Effekte zu stabilisieren und zu vertiefen. In einer Kleingruppe von vier Patientinnen und Patienten trug es sich zu, dass sich zu einem der vereinbarten Termine drei der Patientinnen und Patienten (eine nach bekannter Terminkollision und zwei kurzfristig mit Krankheitssymptomen) entschuldigten, sodass es zu einer Änderung im Setting kam. Frau M. hatte nun also eine Einzelstunde. Nach ihrer anfänglichen Überraschung hinsichtlich des veränderten Settings freute sie sich über die Möglichkeit, mit mir eine Einzelstunde zu haben. Sie habe ein Thema, das sie ungern in der Gruppe vertieft erarbeiten möchte.

Dieses betreffe ihren Wunsch nach einer sexuellen Partnerschaft. Sie möchte ihre damit verbundenen Widerstände verstehen. Seit vielen Jahren lebe sie ohne Partner*in – wünsche sich es aber anders. Ihre sexuelle Orientierung sei bisexuell, sie habe Beziehungen mit Männern und Frauen gelebt. Da sie sich hinsichtlich ihres sexuellen Selbsterlebens immer offen erlebt habe, verstehe sie nun nicht, warum sie keine neue Beziehung finden oder eingehen kann.

In Symbolen – die ihr sexuelles Selbst- und Beziehungserleben darstellen sollten – versuchten „wir", ihrem sexuellen Skript und den darin vorhandenen Brüchen näher zu kommen. Wir näherten uns auch auf körperlicher Ebene, standen nah nebeneinander, dann saßen wir am Boden nebeneinander. Ich nahm die Patientin als eine attraktive, intellektuell reflektierte junge Frau wahr. Mein Redeanteil erhöhte sich, ich hatte durchaus Gefallen an der Art ihrer Reflexion, hatte Zugang zu meiner körperlichen Wahrnehmung (Temperatur, Herzschlag, Atmung) und meinen (Gegen-) Übertragungsgefühlen und fühlte mich erstaunlich lebendig für die abendliche Zeit. Es herrschte eine angenehme sinnlich erotische Atmosphäre. Zum Ende der Stunde sagte die Patientin, dass ihr „Beuteschema" auch reifere heterosexuelle Frauen einbeziehe, aber die würden kein Interesse an ihr haben. Diese Abschlussaussage blieb aus zeitlichen Gründen unbearbeitet. Offensichtlich nahm mich die Patientin als heterosexuell orientierte Person wahr.

Das Spiel von erotischem Verführen und narzisstischem Begehren hinterließ seine Spuren. Wer, was, wie übertragen hat, bedurfte dann einer

Supervision. Ob sie mich tatsächlich als begehrtes Liebesobjekt gesehen hat, bleibt fraglich. Vermutlich diente ich eher der Funktion eines spiegelnden Selbstobjektes. In jedem Fall lässt sich festhalten, dass die Patientin über Fähigkeiten verfügte, erotische Beziehungen herzustellen; Widerstände und Ambivalenzen gegenüber einer Partnerschaft waren nicht spürbar – auch in mir nicht. Ich konnte gewinnbringend auch über das ungewollt veränderte Setting reflektieren – und über meine Verführbarkeit, mich auf ein dyadisches Konstrukt einzulassen, dass dem Setting nicht entsprach.

6.2 Persönliches sexuelles Skript

Michael Balint (1964) benennt, dass die Schwierigkeiten, denen therapeutisch Tätige gegenüberstehen, nirgendwo so groß sind wie auf sexuellem Gebiet. Sobald er mit irgendeinem damit in Beziehung stehenden Problem zu tun habe, könne er nicht umhin, seine eigenen Ansichten und Überzeugungen darüber zu enthüllen.

Die Beschäftigung mit dem subjektiven sexuellen Sein als (Lehr-)Therapeut*in und den damit verbundenen Haltungen ermöglichen Sicherheit in der Reflexion von (Gegen-)Übertragungen, vor allem auch in sexuell destruktiven Gruppenatmosphären. Diese zeigen sich z.B. darin, dass bestimmte Gegenstände sexuell „aufgeladen" werden (ein Holzkegel wird in überzogener Weise als erigierter Penis symbolisiert). Die Beschäftigung mit dem eigenen subjektiven Sein führt aber gleichzeitig in die Tiefen der sehr intimen Persönlichkeit, die wir mit unserem Körper in der KBT in einen psychodynamischen therapeutischen Kontext stellen. Wieviel unserer sexuellen körperlichen Identität wir als Körperpsychotherapeutinnen und -therapeuten unseren Patientinnen und Patienten zur Verfügung stellen, ist ein individueller Abwägungsprozess, der durchaus flexibel angegangen werden kann. Eine Reflexion hinsichtlich des eigenen sexuellen Skripts — der sexuellen Lebensentwicklung in Identität und Orientierung — durch die vielen Phasen, die Lehrtherapeutinnen und -therapeuten in aller Regel bereits durchlaufen haben — ist eine große Bereicherung für Weiterbildungskandidatinnen und -kandidaten.

Auf einer anderen Ebene ist die Tätigkeit als KBT-Therapeut*in eine beständige Beschäftigung mit der Thematik der sexuellen Gewalt, die manche unserer Patientinnen und Patienten erlebt haben. Das nimmt Einfluss auf das Nachdenken und Erleben „gesunder" und lustvoller Aspekte von Sexualität. Ein Differenzierungsprozess, der in die subjektive Tiefe führt, ist auf beiden Seiten des Weiterbildungsprozesses (zwischen Lehrtherapeut*in und Weiterbildungkandidatin und -kandidaten) notwendig und lebensbejahend.

Die Arbeit in der Weiterbildung mit Kolleginnen und Kollegen hat – in Ergänzung zur klinischen/ambulanten Tätigkeit mit Patientinnen und Patienten – als Lehrtherapeutin eine befreiende, lebendige Kraft, weil die gesunde Lebendigkeit, die Integration verschiedener (auch schmerzvoller) Aspekte und die Reflexionsfähigkeit der Weiterbildungskandidatinnen und -kandidaten das Thema Sexualität im therapeutischen Kontext frisch werden lassen. Es ist unumstritten, dass auch unsere KBT-Weiterbildungskandidatinnen und -kandidaten ihr eigenes sexuelles Skript in sich tragen und möglicherweise einige von ihnen auch sexuelle Traumatisierungen in ihrer Vergangenheit erlebt haben. Umso dringlicher ist es, dieses Thema bewusst zu reflektieren, da die körperpsychotherapeutische Arbeit in den psychosomatischen und psychiatrischen Kliniken eines Verständnisses für psychosexuelle Entwicklung, Störungen und Traumatisierungen bedarf.

Sexualität soll und muss in einem körperpsychotherapeutischen Verfahren herausgelöst aus dem heterosexuellen konstruktivistischen Kontext in ein Weiterbildungsangebot integriert werden. Die binäre Geschlechterpolarität – Mann/Frau oder weibliche/männliche Anteile oder Eigenschaften – sollte nicht weiter zementiert werden. Fokussiert werden sollte das subjektive Erleben und Skript mit den dazugehörenden Fantasien, Wünschen und Begierden, entsprechend der Sexualität im psychoanalytischen Kontext.

In der Körperwahrnehmung sollte vor allem die Lust an der Bewegung und der Sexualität angesprochen werden.

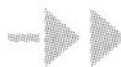

KBT-Angebot für Weiterbildungskandidatinnen und -kandidaten: „Lustvolles Bummeln im Körper" und in der Gruppe

1. Bitte suchen Sie einen guten Stand und spüren Sie, wie die Gelenke sich bewegen lassen. Entdecken Sie den Bewegungsraum in großen und kleinen Bewegungen, ohne dass Sie ihren Standpunkt verlassen.
2. Wie weit ist der Bewegungsraum in den großen raumgreifenden Bewegungen?
3. Lassen Sie nun die Bewegungen allmählich kleiner werden und beobachten Sie dabei, wie es sich anfühlt, wenn Sie Ihren Gelenken erlauben, nachzugeben.

4. Versuchen Sie nun im Stehen Spannung aus den einzelnen Gelenken zu nehmen. Folgen Sie mit der Aufmerksamkeit den kleinen und großen Gelenken, die sich gerade bemerkbar machen.
5. „Bummeln" Sie so durch ihren Körper – ziel- und absichtslos –, bis es in Ihnen ganz sinnlich wird.
6. Nehmen Sie diese Sinnlichkeit mit, wenn Sie nun durch den Raum gehen. Bleiben Sie ganz in der Gelenkwahrnehmung und spüren Sie nun, wie sie die Luft, die Sie umgibt, durchschreiten.
7. Nehmen Sie nun Kontakt auf zu den Menschen, die hier mit Ihnen im Raum sind. Welche Sinne sind aktiv? Versuchen Sie auf die eine oder andere Weise miteinander in Kontakt zu kommen und nehmen Sie auch körperlich Kontakt zueinander auf, so wie es Ihnen entspricht. Wie ist die Berührung und wie die Trennung? (Dieser Gruppenprozess kann durchaus eine lange Zeit in Anspruch nehmen.)
8. Gibt es ausschließlich Berührungen in den Begegnungen zu zweit oder etwa auch zu dritt …?
9. Lassen Sie diesen Austausch zu Ende gehen und suchen Sie sich einen Platz im Liegen. Bitte nehmen Sie Ihren Bewegungsspielraum nun im Liegen wahr.
10. Wie ist das Liegen auf dem Rücken und wie auf dem Bauch? Experimentieren Sie mit kleinen und großen Gelenkbewegungen. Versuchen Sie Ihren Spielraum zu erweitern.
11. Welche Bewegungen sind besonders lustbetont und sinnlich? Sind bestimmte Bewegungen mit Erinnerungen verbunden? Finden sich in den Bewegungen auch sinnlich-sexuelle Verbindungen wieder?
12. Welche äußeren sexuellen Körperregionen lassen sich spüren: die Brust, die Brustwarzen; Penis, Hoden; Schambein; Vulvalippen …?
13. Experimentieren Sie noch ein wenig im Selbst-Erleben. Welche Fantasien, Empfindungen und Gefühle tauchen auf?
14. Kommen Sie nun mit der Aufmerksamkeit zurück in den Raum und orientieren Sie sich im Außen. Kommen Sie bitte auf eine nun gute Art ins Stehen. Spüren Sie nach, welche Auswirkungen diese Form der Körperwahrnehmung hat.

Theoretisch-methodische Reflexion

- Die Körperwahrnehmung folgt einem deutlich freien Konzept, dem Zutrauen, in den sinnlichen, liebvollen und kreativen Umgang mit sich und den anderen Menschen.
- Das Ausdehnen in den Raum – die Expansion wird gefördert.

- Lust am körperlichen und sinnlichen Sein wird betont, Sexualität angesprochen.
- Das Angebot folgt der Idee, dass sich Menschen in der Ausbildung als KBT-Therapeuten und KBT-Therapeutinnen selbst reflektieren sollten, auch in schwierigen Affekten, die in diesem Angebot auftauchen können.
- Die lustvolle Beziehung zum eigenen Körper und zur Sexualität wird gefördert. Implizite Beziehungserfahrungen erforscht – der Umgang mit den scham- und schuldhaften Verarbeitungen unmittelbar ins Bewusstsein gehoben.

Weitere KBT-Angebote zur Thematik

- Durch Angebote zur Bewegung im Becken bei gleichzeitiger Atmung ins Becken können Leidenschaft und sexuelle Lust wahrgenommen werden. Die verschiedenen Qualitäten der Selbst- und Fremdberührung können unter sexuellen Aspekten reflektiert werden.
- Die Berührung (Qualitäten der Selbstberührung, der Berührung durch ein Gegenüber, zwei Menschen bewegen jeweils einen Arm einer dritten Person), sexuelle Reflexionen.
- Kraft und Energie mit Stäben führt zu Lösung und Hingabe (Kampf und Abschleppen).
- In der Symbolisierung der Sexualität kann ein Lebensstrahl gelegt werden, an dem deutlich wird, wann Sexualität auftauchte, welche positiven und negativen Erlebnisse oder Erfahrungen damit verbunden sind und ob es einen Wechsel in der sexuellen Orientierung gegeben hat.
- Zentrale Formen der Reflexion beziehen sich auch auf Geheimnisse und Träume.

Die Selbstreflexion des eigenen „sexuellen Skripts“ mit den unterbewussten Fantasien, den biografischen Entwicklungen, den Brüchen und Gefühlen usw. bildet die Grundlage, auf der KBT-Therapeutinnen und -Therapeuten mit Patientinnen und Patienten zur Thematik Sexualität in deren meist konflikthaften Erfahrungen arbeiten können. Sie fördert die Selbst-Objekt-Differenzierung und gleichzeitig das so dringlich notwendige Mitgefühl für die Patientinnen und Patienten, die sexuell traumatisierende Erfahrungen erlebt haben, die zu dysfunktionalem Selbst- und Beziehungserleben führen.

6.3 Körperkontakt und Berührung

Die Abstinenzregel im Sinne eines Berührungstabus gilt nicht für die KBT. Da wir als Körperpsychotherapeutinnen und -therapeuten körperliche Nähe und körperliche Berührung in den Fokus nehmen, müssen wir die Qualitäten von Selbst- und Fremdberührung auch unter sexuellen Aspekten reflektieren und differenzieren. Wann ist eine Berührung angenehm sexuell und wann sexualisiert aufgeladen? Wie kann Nähe und Distanz unter sexuellen Aspekten verstanden und reflektiert werden? Die dringliche Notwendigkeit der ethischen Haltung in Weiterbildung und Therapie ist an dieser Stelle zu benennen. Supervision und Eigenanalyse sind in verschiedenen Lebensabschnitten dringend geboten, um die subjektiven sexuellen Vorstellungen und Bedürfnisse zu klären. Verwicklungen in therapeutischen Begegnungen sind notwendig, um Beziehungen zu gestalten; sexuell verwickelte Themen haben jedoch eine besondere Brisanz und dürfen im körperpsychotherapeutischen Kontext niemals zu Handlungen führen.

Dennoch dürfen wir in der KBT auch nicht verzagen. Die Hand auf der Schulter kann sowohl tröstend, als auch übergriffig erlebt werden, und die Therapie ist kein Wellness-Angebot (Schreiber-Willnow 2014). Berührung und Körperkontakt müssen im psychodynamischen Kontext verstanden werden.

Die KBT unterliegt den ethischen Standards, die in der Deutschen Gesellschaft für Körperpsychotherapie (DGK) verschriftlicht sind (Deutsche Gesellschaft für Körperpsychotherapie 2021). Diese beruhen auf den Ethikrichtlinien der European Association for Bodypsychotherapie (EABP).

Der Deutsche Arbeitskreis für Konzentrative Bewegungstherapie (DAKBT) erarbeitet derzeit auf dieser Grundlage eine weitergehende Ethikrichtlinie, um sowohl Weiterbildungskandidatinnen und -kandidaten als auch Patientinnen und Patienten einen geschützten Rahmen zu bieten. Der DAKBT hat ebenso eine vereinsinterne Stabsstelle für konflikthafte- und ethische Fragen/Beschwerden (kontaktierbar unter www.ombudsfrau@dakbt.de).

6.4 Sprache zur Sexualität

„Im Gegensatz zum öffentlichen, medialen oder provokativen Sprechen über Sexualität geht das Sprechen über Sexualität als einer intimen und selbst gelebten und erlebten Praxis im Alltag meist nicht so selbstverständlich über die Lippen – hier greifen kulturell tief sitzende Tabus, Schamgrenzen und Ängste, die im öffentlichen Diskurs übersehen, überspielt oder unterdrückt

> *werden. Ein ernsthaftes und ehrliches Sprechen über Sexualität scheint noch am ehesten in einem geschützten sozialen Raum möglich zu werden, in dem das Thema erlaubt, interessiert aufgenommen und zur Auseinandersetzung mit ihm ermuntert wird …". (Abraham 2017, 175f.)*

In den KBT-Gruppen, in denen immer auch das sinnlich sexuelle Körpererleben angesprochen wird, ist es besonders wichtig, Worte für innere und äußere Geschlechtsorgane, Leibregionen und sexuelles Erleben zu finden. In den psychosomatischen Kliniken, in denen Patientinnen und Patienten behandelt werden, die sexuelle Gewalterfahrungen erlebt haben, muss eine Ansprache dieser Thematik sensibel gestaltet werden. Gleichzeitig ist eine Ansprache notwendig, um wieder ein Stück Normalität – zumindest in das sexuelle Selbsterleben – einzufügen. Hier gilt es Wörter zu finden, die angenommen und verstanden werden können.

Die Körperwahrnehmung kann strukturiert so angesprochen werden, dass der Körper in seiner Anatomie oder in seinen Organfunktionen gemeint ist, z.B. bei der (weiblichen) Brust: „Wie nehmen Sie Ihre linke, Ihre rechte Brust wahr? Wie empfinden Sie die Brustregion – wie die Brüste, als Paar? Möchten Sie Ihre Brust/Ihre Brüste berühren?, Wie nehmen Sie Ihre Vulva, Ihren Penis wahr?"

Die Körperwahrnehmung kann mit imaginativen Verknüpfung zum Sinneserleben angesprochen werden. „Wie erinnern Sie Berührungserleben in den jeweiligen Regionen?"

Die Körperwahrnehmung kann auch ganz im Sinne der homologen Anatomie trans- oder intersexuelle Fantasien hinsichtlich des „Besitzes" anderer Geschlechtsmerkmale angesprochen werden. „Wie würde ich mich im weiblichen Geschlecht mit einem Penis wahrnehmen, welche Empfindungen und Bewegungen würden geweckt? Wie würde ich mich im männlichen Geschlecht mit einer vaginalen Öffnung wahrnehmen, welche Empfindungen und Bewegungen würden entstehen?"

Zudem können Fantasien und Erinnerungen an sexuell-sinnliche Erfahrungen angesprochen werden, die mit weiteren Körperpartien (Haare, Gesicht, Becken, Po, Füße etc.) verbunden sind. „Wenn Sie Ihre Haare berühren, gibt es damit verbundene erotische Erfahrungen?"

Die Sprache zum Themata Sexualität in der KBT muss dem jeweiligen Kontext angepasst werden. Mit Weiterbildungskandidatinnen und -kandidaten oder Kolleginnen und Kollegen, die sich mit dieser Thematik befassen möchten, ist eine intensivere Ansprache möglich als mit Patientinnen und Patienten in stationären Kliniken, da immer auch negative Bilder auftauchen können, egal wie gut strukturiert die Ansprache und Wortwahl auch gestaltet wird. Ein Gruppensetting erfordert eine andere Sprache und Wortwahl als ein Einzelsetting.

Sprache und Sprechen ist auch abhängig von dem strukturellen Niveau der Gruppe. Auf der einen Seite fühlen Menschen sich durch die therapeutische Stimme gehalten. Längere Sprechpausen können bedrohlich wirken. Auf der anderen Seite kann das Zu-Viel an sprachlicher Anleitung der KBT-Angebote auch störend wirken, da es die Selbstwahrnehmung unterbrechen kann. Hier ist ein feinfühliger Abstimmungsprozess notwendig, der an der Gruppendynamik orientiert ist.

Gleichzeitig gibt es eine Körpersprache, die es zu entschlüsseln gilt. Körpersprache ist immer subjektiv und multimodal vernetzt. Sie findet auf vielen Wahrnehmungsebenen gleichzeitig statt, die meistens miteinander in Verbindung stehen. Körpersprache ist hochkomplex und zudem abhängig von dem Kontext, in dem sie stattfindet (Trautmann-Voigt/Voigt 2009). Nonverbale Schlüsselreize werden in der Körperpsychotherapie aufgegriffen. Eine Deutung von außen ist in der KBT jedoch unzulässig, obgleich die Bildung von Hypothesen und das Zur-Verfügung-stellen dergleichen wichtige Prozesse in Gang bringen. Nonverbale sexuelle Körpersignale können in diesem Kontext reflektiert werden.

6.5 Gruppenleitung

Klinische Gruppentherapien folgen hochkomplexen Bedingungen, die unter gesellschaftlichen, störungsspezifischen, strukturbezogenen interaktionellen Aspekten reflektiert werden können. Gruppentherapeutische Prozesse und ihre jeweiligen Wirkfaktoren sind umfangreich beschrieben worden (Yalom 2005; Strauß/Mattke 2012).

Der sich beschleunigende Modernisierungsprozess und gesellschaftliche Anforderungen lassen Prozesse und Phänomene erkennen, die auch in den aktuellen klinischen Gruppen wirksam sind. Hochaktuell sind die Einschränkungen gegen die Ausbreitung der Corona-Pandemie, mit den Folgen für die psychische Gesundheit und das Zusammenleben. Damit einhergehend sind Veränderungen in den gruppentherapeutischen Prozessen. Auch die Ausbildung zur Gruppentherapeutin und zum Gruppentherapeuten ist nur noch bedingt möglich.

„Und bei allem versuchen einzelne ihren Platz zu finden, und Gesellschaften und Gemeinschaften bemühen sich, ihre Identität zu bewahren, wozu sie diese aber umdefinierten müssen. Von der Dramatik dieser Prozesse wird in den Kliniken besonders viel zu spüren sein, da sich dort die treffen, die dem Tempo nicht gewachsen sind bzw. die größten Brüche zu bewältigen haben.“ (Mattke et al. 2011, 147)

Die Komplexität der institutionellen klinischen Gruppentherapien übersteigt jegliches Erfassungs- und Verarbeitungsvermögen. Es gibt immer einen hohen Anteil an unreflektierten Geschehnissen, einen „Bedeutungsüberschuss", von dem wir hoffen, dass dieser irgendwie eine konstruktive Wirkung entfaltet.

Die Leitung von psychodynamisch orientierten körperpsychotherapeutischen Gruppen, in einem halboffenen stationären Setting einer psychosomatischen Station für Patientinnen und Patienten mit Traumafolge- und Persönlichkeitsstörungen ähnelt einer unmöglichen Mission. Viele unserer Patientinnen und Patienten bringen nur begrenzte Fähigkeiten zur Selbstreflexion und zur Mentalisierung mit und fühlen sich im Gruppensetting häufig überfordert. Bei ihnen dient die Gruppe als Möglichkeit, überhaupt soziale Kompetenzen zu erwerben. Gruppenleitung bedeutet in diesem Fall ein feines Austarieren mit dem Ziel, die Beschämung zu reduzieren und Integration zu fördern.

Der Gruppenleiter oder die Gruppenleiterin sollte das Strukturniveau der einzelnen Gruppenmitglieder, ihrer biografischen Entwicklungen, die aktuellen „Notlagen" sowie die Diagnosen kennen. Gleichzeitig sollte die Gruppendynamik erfasst werden können. KBT-Angebote sollten so gestaltet und weiterentwickelt werden, dass sie dem Bewegungsgeschehen im Raum folgen. Der Ebenenwechsel zwischen Körperwahrnehmung und Verbalisierung muss fein abgestimmt sein. Die Angebote sollen so angeleitet werden, dass sie genügend Sicherheit, aber auch Freiraum für Experimentelles lassen. Der Wechsel von Selbstwahrnehmung zu Beziehungsförderung sollte immer wieder initiiert werden. Gleichzeitig ist die Wahrnehmung von (Gegen-)Übertragung und damit der eigenen leiblichen Prozesse des KBT-Therapeuten oder der KBT-Therapeutin ein unerlässliches „Instrument", um Patientinnen und Patienten dahingehend zu unterstützen, das Erlebte in biografische Kontexte einzubinden (Schreiber-Willnow 2010).

Das alles erfordert eine hohe Präsenz. Hilfreich ist auch eine gute äußere Struktur, in der Zeiten unbedingt eingehalten werden und der Aufbau der Gruppenstunde ein strukturelles Konzept aufweist. Rituale und Wiederholungen geben Sicherheit. In der Thematik der Sexualität ist die feine Linie zwischen libidinöser Besetzung und gruppendynamischer „Ansprache" von destruktiven Sexualisierungen zu unterscheiden. Letztere können den Gruppenprozess erheblich beeinträchtigen. Darüber hinaus müssen Themen wie sexuelle und körperliche Gewalt gut eingebettet werden. Es muss auch in Gruppen möglich sein, diese Themen zu benennen, eine detaillierte Darstellung einzelner Erlebnisse sollte jedoch aktiv unterbunden werden, mit dem Verweis darauf, diese in den Einzeltherapien weiter zu bearbeiten. Leitung von KBT-Gruppen im stationären Setting bedarf einer beständigen Supervision.

6.5.1 Allgemeine Wirkfaktoren in Gruppentherapien

Wann ist eine Gruppe eine Gruppe? Entscheiden rein äußere Zuschreibungen über diesen Status oder bedarf es einer inneren Organisation und eines Zugehörigkeitserlebens? Wie viel Zeit und Kontinuität benötigt die Etablierung und Förderung bejahender Beziehungsmuster, damit Gruppentherapie überhaupt ihre Wirksamkeit entfalten kann?

Zu den allgemeinen zentralen Wirkfaktoren in Gruppenpsychotherapien zählen Gruppenklima, Kohäsion, Allianz und Empathie (Bormann/Strauß 2012).

Doch wer kennt sie nicht, die Gruppensituationen, in denen sich diese Wirkfaktoren nicht herstellen lassen? Gruppensituationen, in denen eine noch so gute Vorbereitung in den KBT-Angeboten, die methodische und konzeptionelle Struktur der Therapieeinheit, das psychodynamische Verständnis, die diagnostische Einordnung der einzelnen Patientinnen und Patienten mit Fokusbildung und das Wissen um Übertragungs- und Gegenübertragungsphänomene marginal werden und sich gruppendynamische Prozesse entwickeln, die von uns KBT-Therapeutinnen und Therapeuten binnen Sekunden hohe Präsenz erfordern. Es kommt immer wieder vor, dass in den KBT-Therapiestunden alle idealtypisch beschriebenen (körpertherapeutischen) Wirkfaktoren von Gruppentherapien ad absurdum geführt werden oder sich in destruktiver Weise ausleben, weil ein großer Teil der Patientinnen und Patienten in den strukturellen Fähigkeiten der Selbst- und Objektwahrnehmung, der Selbst- und Beziehungsregulierung, der emotionalen Kommunikation und der Bindungsfähigkeit als gering integriert eingestuft werden können. Die Folgen langanhaltender Bindungstraumatisierungen reinszenieren sich immer wieder im therapeutischen Raum.

In dem gruppenpsychotherapeutischen KBT-Setting, das sowohl psychodynamisch als auch humanistisch ausgerichtet ist, geschieht Psychotherapie in einem interaktionellen Modell „durch die Gruppe“ (König 2012). Kenntnisse von gruppendynamischen Prozessen und die realistische Einschätzung von Gruppen ist je nach Klientel und Symptomatik notwendig.

Auf einer Station, die Patientinnen und Patienten mit Traumafolgestörungen nach sexueller Gewalt behandelt, ist die körperpsychotherapeutische Gruppentherapie stark an der Selbstwahrnehmung und Selbstregulation orientiert. Das „Selbst-Sein“ in der Gruppe steht im Fokus. Dadurch werden die von Yalom (2005) identifizieren idealtypischen Wirkfaktoren der Gruppenpsychotherapie nur sehr eingeschränkt genutzt. Zu diesen zählen Hoffnung, Universalität des Leidens, Anleitung und Information, Altruismus, korrigierende Rekapitulation der Primärfamilie, interpersonelles Lernen (aktiv und passiv – Rückmeldung geben und erhalten), Gruppenkohäsion, Katharsis (Gefühle ausdrücken können), Identifikation, Einsicht, existenzielle Bedingungen (Wahrnehmung der realen Lebenssituation) und Selbstverantwortung.

In der psychodynamischen Gruppentherapie – so auch in der KBT – leitet der Therapeut oder die Therapeutin die Gruppe bei der Ausführung der Aufgaben an, ihr Verhalten zu beobachten und daraus zu lernen. Dieses Behandlungsverfahren geht davon aus, dass sich im interaktionellen Raum aktuelle und frühere Beziehungsgestaltungen überlagern und dass intrapsychische Erfahrungen die Beziehungsdynamiken steuern. Die Gruppe bietet dabei eine Vielzahl von Objektwechseln in den Übertragungsprozessen, sodass die sich entwickelnden Affekte sowohl emotional, als auch kognitiv-selbstreflexiv verarbeitet werden müssen, um eine konstruktive Gruppenatmosphäre zu schaffen, in der alte Beziehungsformen verstanden und neue Beziehungsformen etabliert werden können (König 2012). Als KBT-Therapeutin oder KBT-Therapeut ist es daher wichtig, ein supportives Klima herzustellen, in der die Patientinnen und Patienten das Gefühl entwickeln, nicht entfremdet oder isoliert zu sein, sondern dazuzugehören und gemeinsame Interessen zu haben. Das interpersonelle Lernen in der Gruppe ist hauptsächlich ein Beobachtungs- und Imitationslernen und ist getragen von Prozessen der Identifikation und Internalisierung. Die Patientinnen und Patienten können in der Gruppe ihre emotionalen Erfahrungen integrieren. Die Einsichts- und Mentalisierungsprozesse werden auf mehreren Ebenen reflektiert; in Bezug auf die „Hier und Jetzt" stattfindenden Interaktionen, in Bezug auf die aktuellen Beziehungen außerhalb der Gruppe und in Bezug auf vergangenes Interagieren mit bedeutenden anderen Menschen in der Lebensgeschichte („Dort und Damals"). Dazu bedarf es einer Bereitschaft zur Selbstöffnung, die mit Gefühlen der Erleichterung oder Scham verbunden sein kann.

Die Interventionstechniken in den psychodynamischen Gruppentherapien zielen darauf ab, den Patientinnen und Patienten zu ermöglichen, wichtige „Informationen" über sich und andere zu erhalten, die eine neue Bewertung und Einordnung in das Lebensskript zulassen.

6.5.2 Wirkfaktoren in KBT-Gruppen

Die Gruppe ist die ursprüngliche Form der KBT (Carl 2016), erst viel später hat sich daraus auch die einzeltherapeutische Arbeit etabliert. Die KBT verbindet körperliches Erleben und symbolisches Handeln mit verbaler Reflexion, sodass sich zu den allgemeinen Wirkfaktoren noch folgende spezifische Wirkfaktoren benennen lassen (Schreiber-Willnow 2012):

- Durch die Betonung der körperlichen Dimension der Erfahrungen werden Abwehrmechanismen wie Rationalisierung und Intellektualisierung eingeschränkt.
- Die Möglichkeit des „Für-sich-Seins" in der Gruppe fördert die Selbstwahrnehmung bei gleichzeitigem Eingebunden-Sein und damit atmosphärisches Erleben, dass in vorsprachliche Bereiche des impliziten Gedächtnisses zurückführen kann.
- Der ständige Wechsel zwischen leiblicher Wahrnehmung, Symbolisierung und verbaler Reflexion ermöglicht ein Verständnis für das ganzheitliche subjektive Selbst.
- Der Wechsel zwischen Selbst- und Objektwahrnehmung in Angeboten mit Partnerinnen und Partnern oder in der Gruppe verstärkt die Objektübertragungen, die Spiegelphänomene und die Mentalisierung.
- Das aktive Spielen ermöglicht (sensomotorische) Nachreifung, die aus entwicklungspsychologischer Sicht bedeutsam ist.
- Die Gestaltungs- und Symbolisierungsprozesse (im Umgang mit Gegenständen) ermöglichen sowohl die Auseinandersetzung mit inneren Anteilen als auch die Distanzierung und deren Neustrukturierung.
- Die besondere Rolle der Therapeutin und des Therapeuten, die mit ihren Interventionen und ihrem Leiblich-zur-Verfügung-stehen das Gruppengeschehen aktiv beeinflusst.
- Das Abschauen können, um handelnd Lösungen zu erarbeiten.

Auch Hirsch (2010a) beschreibt, dass die Behandlung (sexuell) traumatisierter persönlichkeitsgestörter Patientinnen und Patienten in Gruppen die Vorstellung von Spielraum und Containing erhalten soll, um die Fantasie – und damit die Möglichkeit neuen Denkens – anzuregen. Auch Porges (2018) beschreibt das Spielen als eine Möglichkeit der Zustandsregulierung durch Mobilisierung und Blickkontakt, die das soziale Engagement und die Resilienz fördern.

6.5.3 Die Rolle als KBT-Gruppenleiter*in

Die KBT-Gruppenleitung erfordert eine deutlich aktivere Rolle als in den rein verbalen Therapieformen (Carl 2016). Zunächst einmal ist es notwendig, auf Grundlage der vorherrschenden Gruppendynamik ein KBT-Angebot zu entwickeln und zu formulieren. Die Gestaltung der KBT-Stunde folgt damit dem Gruppenprozess. Je nach Struktur der Gruppe kann das Thema und die verbale Begleitung zwischen „frei" und „stark strukturiert" erfolgen.

Die KBT-Angebote müssen verschiedene Ebenen erreichen. Ausgehend von der körperlichen Wahrnehmung können Affekte, Fantasien, Impulse und ausgelöste Empfindungen aufgegriffen werden. Ein wesentlicher Faktor betrifft die Hilfestellung zur Übersetzung von Körperwahrnehmung, Symptomen und Phänomenen in verbale Sprache. Der KBT-Gruppenleiter oder die KBT-Gruppenleiterin orientiert sich an den eigenen körperlichen Gegenübertragungsgefühlen. Körperliche Erfahrungen sollen durch gezieltes Fragen in einen biografischen oder aktuellen Kontext eingeordnet werden. Der körperpsychotherapeutische Prozess soll so gestaltet werden, dass er entängstigend wirkt und Patientinnen und Patienten darin unterstützt, neugierig auf ihr (körperliches) Sein und auf die Welt zu werden – ein Prozess zwischen fördern und fordern.

6.6 Weiterbildung und Supervision

Die KBT ist als körperpsychotherapeutisches Verfahren langjährig sowohl in psychosomatischen und psychiatrischen Kliniken als auch in ambulanten Praxen etabliert. Die Einbindung in die multimodalen Behandlungsteams in Kliniken ist durch die Vorgaben des Gemeinsamen Bundesausschusses geregelt. Die KBT gehört zu den namentlich genannten Spezialtherapien zumindest in psychosomatischen Kliniken. Die Weiterbildung erfolgt in Deutschland unter dem Dach des Deutschen Arbeitskreises für Konzentrative Bewegungstherapie (DAKBT e.V.; www.dakbt.de) In Österreich gehört die KBT zu den zugelassenen Psychotherapiemethoden und wird in einem Masterstudiengang an der Donau-Universität-Krems gelehrt. In Deutschland wird die Möglichkeit der Anbindung des Curriculums an eine Hochschule oder Universität derzeit geprüft.

Voraussetzungen, Inhalt und Umfang der Weiterbildung sind in einem umfangreichen Curriculum geregelt, dass dem europäischen psychotherapeutischen Standard (ECP) entspricht. Als wesentlich für die Tätigkeit als KBT-Therapeut oder KBT-Therapeutin wird die Phase der Selbsterfahrung erachtet, in der zukünftige KBT-Therapeutinnen und -Therapeuten die Methode am eigenen Leibe erfahren. Theorie-Praxis-Seminare, Co-Leitung und Beobachtung im ambulanten und klinischen Bereich sowie die Arbeit unter Supervision gehören zur etwa fünfjährigen berufsbegleitenden Weiterbildung.

Zahlreiche Seminare sind aber auch für Personen angeboten, die die KBT kennenlernen oder bestimmte Themen körperpsychotherapeutisch aufgreifen möchten.

Supervision wird nicht nur in der Weiterbildung, sondern auch zur Qualitätssicherung körperpsychotherapeutisch tätiger Kolleginnen und Kollegen angeboten.

7 Abschließende Gedanken

Die Auseinandersetzung mit dem Thema „Sexualität in der KBT" hat mich sehr beeinflusst und eine Umschrift in vielerlei professionellen, aber auch persönlichen Bezügen ermöglicht. Die Reflexion der Thematik Sexualität in meinen verschiedenen Lebensabschnitten hat eine tiefere innere Präsenz in mir generiert und eine selbstverständlichere Identität meines erotisch-sexuellen Seins. Das ermöglicht eine vertiefte therapeutische Haltung hinsichtlich der Ansprache sexueller Themen.

Da ich langjährig in psychosomatischen Kliniken auf den Stationen mit dem Schwerpunkt „Traumafolgestörungen und Persönlichkeitsstörungen" arbeite, ist mir das gesellschaftliche Ausmaß sexuellen Gewalterlebens mit den langjährigen Folgen für die Betroffenen sehr bewusst. Die therapeutische Arbeit hinsichtlich der Störungen in der Sexualität der Patientinnen und Patienten bildet sich körperlich in Gegenübertragungsaspekten ab. Es soll jedoch nicht darüber hinwegtäuschen, dass Sexualität eine das gesamte Leben durchdringende Energie beinhaltet.

Wohl kaum etwas hat die Psychoanalyse so beschäftigt wie die Einsichten, Fantasien, Wünsche und Ängste im Kontext von Sexualität. Sexualität ist und bleibt als Forschungsgegenstand eine unerschöpfliche Quelle der Inspiration. Aus psychoanalytischer Sicht schließe ich mich den Theorien der konstitutionellen Geschlechtervielfalt an. Jean Laplanches Erweiterung der Triebtheorien, die besonders von Ilka Quindeau aufgegriffen wird, ermöglichen, sexuelle Identität – unabhängig vom biologischen Geschlecht – als eine „Einschrift" in den Körper zu begreifen. Das biologische Geschlecht wird damit zur Hülle, in der eine Vielfalt sexueller Anteile zu finden sind.

Während des gesamten Lebens können Einflussfaktoren dazu führen, dass in einem ödipalen Prozess Umschriften hinsichtlich der sexuellen Identität und Orientierung stattfinden können. Die binäre Geschlechterpolarität erfährt darin eine Relativierung. Diversität und nonbinäre sexuelle Konstruktionen zeigen hoffentlich in absehbarer Zeit gesellschaftspolitische Auswirkungen. Das sexuelle Geschlecht sollte nur noch eines von vielen Persönlichkeitsaspekten sein, aber nicht mehr gesamthaft leitend für die gesellschaftlichen Konstruktionen.

Aus leibphänomenologischer Sicht ist es jedoch ebenso wichtig zu betonen, dass bestimmte Einschriften und körperliche Erfahrungen an ein sexuelles Geschlecht gebunden sind, man denke z.B. an Menstruation, Schwangerschaft und Geburt – oder Erektion und Samenerguss. Diese führen biologisch geschlechtsgebunden zu Körpererinnerungen.

Mein Blick auf Patientinnen und Patienten als sexuell sinnliche Menschen erlaubt, diese auf einer reifen, erwachsenen Stufe zu begreifen. Die KBT-spezifische Kompetenz, die schwerpunktmäßig in der therapeutischen Erarbeitung vorsprachlicher und frühkindlicher Beziehungsmuster liegt, erhält damit eine Erweiterung. Kindliche psychosexuelle Entwicklung ist in jedem Fall von erwachsener Sexualität zu unterscheiden, findet darin aber ihre Grundlage.

In den KBT-Gruppen achte ich vermehrt auf die Struktur und das Ausmaß sexueller Atmosphären. Während eine libidinös erotische Grundstimmung durchaus anregend sein kann, um sich in der Körpertherapie zu zeigen und konstruktiv zu arbeiten, sind Formen destruktiver Sexualisierungen (z.B. in anzüglichen Bemerkungen) therapieschädigend. Insbesondere auf Stationen, auf denen Patientinnen und Patienten mit Traumafolgestörungen behandelt werden, ist es notwendig, hier eine therapeutische Haltung zu entwickeln, die auch verbalisiert werden kann. Allzu viele Patientinnen und Patienten sind in Familien aufgewachsen, in denen subtile und/oder manifeste Grenzüberschreitungen vorherrschten. Dissoziationen haben geholfen, dieses Klima zu überstehen. Oft wird ihnen erst in der Therapie bewusst, wie schädigend sich das auf ihre Beziehungsgestaltung auswirkt und sie sich immer wieder in verletzende Kontakte begeben. Sexualisierende Atmosphären in Gruppen sind damit auch ein diagnostisches Kriterium.

Eine ausgewogene Gruppenzusammensetzung von Männern und Frauen kann sinnvoll sein, denn es gibt geschlechtsspezifische Übertragungen und projektive Identifikationen aufgrund des subjektiven biografischen Erlebens. Dennoch ist es wichtig, bei den Patientinnen und Patienten vermehrt darauf zu achten, geschlechtliche Konstruktionen und Zuschreibungen zu hinterfragen, damit sie ihre eigene sexuelle Identität und geschlechtliche Vielfalt frei entdecken können. Alle Menschen sind von Beginn an sexuelle Wesen, mit eigenen (gender-queeren) Einschreibungen.

Die Qualität der Sprache und der Worte – überhaupt die Möglichkeit sexuelle Themen anzusprechen – ist förderlich für den Gruppenprozess. Patientinnen und Patienten bekommen die Erlaubnis, auch über vermeintliche Tabuthemen angemessen zu reflektieren. Das ist ein wesentlicher Wirkfaktor in der Gruppentherapie.

Als Körperpsychotherapeut*in ist die Beschäftigung mit dem eigenen Körper im Hinblick auf das sexuelle Selbsterleben wertvoll. Auch unsere Patientinnen und Patienten nehmen uns Therapeutinnen und Therapeuten als sexuelle Wesen wahr und benötigen uns, um diese Themen in sich zu verstehen. Als Therapeutinnen und Therapeuten können wir durch ein Verständnis von erotischer sexueller Energie im besten Fall liebend anregende Atmosphären schaffen, um Entwicklung zu ermöglichen. – Und dennoch bleibt Sexualität auf verschiedenen Ebenen immer auch ein Geheimnis.

Literatur

Abraham, A. (2017): Wider die Lust – Anmerkungen zur Technologisierung des (geschlechtlichen) Körpers. In: Harms, T., Thielen, M. (Hrsg.), 171–187

Alizade, A. (2014): Weibliche Sinnlichkeit. Brandes & Apsel, Frankfurt

Anzieu, D. (1991): Das Haut-Ich. 2. Aufl. Suhrkamp, Frankfurt

Arbeitskreis OPD (Hrsg.) (2012): Operationalisierte Psychodynamische Diagnostik OPD – Das Manual für Diagnostik und Therapieplanung. 2. Aufl. Huber, Bern

Arbeitskreis PISO (Hrsg.) (2012): Somatoforme Störungen. Hogrefe, Göttingen

Arps-Aubert, E. von (2010): Das Arbeitskonzept von Elsa Gindler (1885–1961) dargestellt im Rahmen der Gymnastik der Reformpädagogik. Verlag Dr. Kovac, Hamburg

Backmann, U. (2020): Grenzenlos (un-)eindeutig – Lust und Frust in der sexuellen Vielfalt. KBT Zeitschrift 51/2020, 44–55

Backmann, U. (2019): „Bewegungsfreiraum" – Rhythmische Gymnastik im Kaiserreich und der Weimarer Republik zwischen neuen Körperbewusstsein und bürgerlicher Norm. Akademiker Verlag, Erfurt

Backmann, U., Brückl, R. (2021): Der Sinn in der Berührung. Zeitschrift körper-tanz-bewegung 9, 62–72

Backmann, U., Waibel, M. (2019): Trauma und Schmerz. KBT Zeitschrift 49, 40–57

Balint, M. (1964): Der Arzt, sein Patient und die Krankheit. Klett-Cotta, Stuttgart

Barden, N. (2019): Ödipus – das Aufbrechen eines Mythos. In: Lemma, A., Lynch, P. (Hrsg.), 107–134

Becker, H. (2019): Konzentrative Bewegungstherapie – Integrationsversuch von Körperlichkeit und Handeln in den psychoanalytischen Prozess. 2. Aufl. Thieme, Stuttgart

Becker, S. (2015): Adipositas und Binge-Eating-Störung. In: Herpertz, S., de Zwaan, M., Zipfel, S. (Hrsg.), 467–471

Benecke, C., Dammann, G. (2009): Lust und andere Affekte im Umfeld von Sexualität bei Personen mit Borderline-Störungen. In: Dulz, B., Benecke, C., Richter-Appelt, H. (Hrsg.), 110–125

Böhme, G. (2010): Anthropologie in pragmatischer Hinsicht. Aisthesis Verlag, Bielefeld

Borkenhagen, A. (Hrsg.) (2010): Intimmodifikationen. Psychosozial Verlag, Gießen

Bormann, B., Strauß, B. (2012): Therapeutische Beziehungen in Gruppen. In: Strauß, B., Mattke, D. (Hrsg.), 69–84

Bowlby, J. (2016): Frühe Bindung und kindliche Entwicklung. 7. Aufl. Ernst Reinhardt, München

Breitenborn, C. (2016): Chronischer Schmerz. In: Schmidt, E. (Hrsg.): Konzentrative Bewegungstherapie. 2. Aufl. Schattauer, Stuttgart, 191–207

Briken, P. (Hrsg.) (2019): Perspektiven der Sozialforschung. Psychosozial Verlag, Gießen

Broschmann, D., Fuchs, T. (2020): Zwischenleiblichkeit in der psychodynamischen Psychotherapie. Forum Psychoanal 36, 459–475

Butler, J. (2014): Körper von Gewicht. 8. Aufl. Suhrkamp, Frankfurt

Butler, J. (1991): Das Unbehagen der Geschlechter. Suhrkamp, Frankfurt

Büttner, M. (Hrsg.) (2018): Sexualität und Trauma. Schattauer Stuttgart

Carl, A. (2016): Gruppentherapie. In: Schmidt, E. (Hrsg.), 150–164

Clement, U. (2018): Dynamik des Begehrens – Systematische Sexualtherapie in der Praxis. 2. Aufl. Carl Auer, Heidelberg

Damasio, A. (2017): Am Anfang war das Gefühl. Der biologische Ursprung menschlicher Kultur. Siedler, München

Damasio, A. (2013): Selbst ist der Mensch. Körper, Geist und die Entstehung des menschlichen Bewusstseins. 2. Aufl. Siedler, München

Dammann, G., Benecke, C. (2009): Psychodynamisch orientierter Umgang mit Sexualisierungen von Patienten mit Persönlichkeitsstörungen. In: Dulz, B., Benecke, C., Richter-Appelt, H. (Hrsg.), 330–348

Dannecker, M. (2019): Zur Lage des Homosexuellen. In: Henze, P. Lahl, A., Preis, V. (Hrsg.), 33–53

Dannecker, M. (2017): Faszinosum Sexualität – Theoretische, empirische und sexualpolitische Beiträge. Psychosozial Verlag, Gießen

DAKBT (2021): Archiv der empirischen Literatur zur KBT. Abgerufen am 15.05.2021: www.dakbt.de/forschung/empirische-literatur

DAKBT (2020): Jahresprogramm 2020 Konzentrative Bewegungstherapie. Selbstverlag, Nürnberg

DAKBT/ÖAKBT (Hrsg.) (2016): KBT-Diagnostik. Selbstverlag, Nürnberg/Wien

De Liz, S. (2020): Unverschämt. Rowohlt, Hamburg

Deutsche Gesellschaft für Körperpsychotherapie (2021): Ethikrichtlinien. Abgerufen am 15.05.2021: https://koerperpsychotherapie-dgk.de/ethikrichtlinien/

Dilling, H., Freyberger, H. J. (Hrsg.) (2012): ICD-10-Klassifikation psychischer Störungen (WHO). 6. Aufl. Huber, Bern

Dolto, F. (2000): Weibliche Sexualität – Die Libido und ihr weibliches Schicksal. Klett-Cotta, Stuttgart

Dolto, F. (1987): Das unbewusste Bild des Körpers. Quadriga, Weinheim/Berlin

Dulz, B., Benecke, C., Richter-Appelt, H. (Hrsg.) (2009): Borderline-Störungen und Sexualität. Schattauer, Stuttgart

Egle, U. (2003): Psychosozialer Stress und Schmerz. In: Egle, U., Hoffmann, S., Lehmann, K., Nix, W. (Hrsg.), 69–76

Egle, U., Nickel, R. (2003): Somatoforme Schmerzstörung. In: Egle, U., Hoffmann, S., Lehmann, K., Nix, W. (Hrsg.), 555–562

Egle, U., Hoffmann, S., Lehmann, K., Nix, W. (Hrsg.) (2003): Handbuch chronischer Schmerz. Schattauer, Stuttgart

Erikson, E. (1984): Kindheit und Gesellschaft. 9. Aufl. Klett-Cotta, Stuttgart

Ermann, M. (2019a): Identität und Begehren – zur Psychodynamik der Sexualität. Kohlhammer, Stuttgart

Ermann, M. (2019b): Geschlechtsidentität in Bewegung – Zum Artikel „Das männlich Vaginale" von Griffin Hansbury. Psyche 73 (8), 597–601

Fiedler, P. (2018): Sexuelle Störungen. Beltz, Weinheim/Basel

Fischer, N. (2018): Reifestufen der sexuellen Liebe – Wie Herkunft prägt und intime Beziehungen (dennoch) gelingen. innenwelt, Köln

Fonagy, P. (2009): Bindungstheorie und Psychoanalyse. Klett-Cotta, Stuttgart

Foucault, M. (1983): Sexualität und Wahrheit. 21. Aufl. Suhrkamp, Frankfurt/M.

Freud, S. (1940/1972): Abriss der Psychoanalyse. Das Unbehagen in der Kultur. Fischer, Frankfurt/M.

Freud, S. (1905/1991): Drei Abhandlungen zur Sexualtheorie. Fischer, Frankfurt/M.

Freud, S. (1895/1991): Studien über Hysterie. Fischer, Frankfurt/M.

Friederich, H.-C., Herzog, W., Wild, B., Zipfel, S., Schauenburg, H. (2014): Anorexia nervosa – Fokale psychodynamische Psychotherapie. Hogrefe, Göttingen

Fromm, E. (1982): Kunst der Liebe. Ullstein, Frankfurt

Fuchs, T. (2020): Verteidigung des Menschen. Grundfragen einer verkörperten Anthropologie. Suhrkamp, Berlin

Fuchs, T. (2018): Leib-Raum-Person – Entwurf einer phänomenologischen Anthropologie. 2. Aufl. Klett-Cotta, Stuttgart

Fuchs, T. (2017): Das Gehirn – ein Beziehungsorgan – eine phänomenologisch-ökologische Konzeption. 5. Aufl. Kohlhammer, Stuttgart

Gahlings, U. (2016): Phänomenologie der weiblichen Leiberfahrung. 2. Aufl. Karl Alber, Freiburg/München

Gerwing, C., Kersting, A. (2015): Gynäkologische Aspekte bei Anorexia nervosa und Bulimia nervosa. In: Herpertz S., de Zwaan, M., Zipfel, S. (Hrsg.), 223–229

Grawe, K. (2004): Neuropsychotherapie. Hogrefe, Göttingen

Gräff, C. (1989): Konzentrative Bewegungstherapie in der Praxis. 2. Aufl. Hippokrates, Stuttgart

Grünberg, M. (2012): Empfehlungen zum Umgang mit Zwischengeschlechtlichkeit. In: Schweizer, K., Richter-Appelt, H. (Hg.): Intersexualität kontrovers. Psychosozial Verlag, Gießen, 485–500

Grunwald, M. (2017): Homo Hapticus. Warum wir ohne Tastsinn nicht leben können. Droemer, München

Gsell, M. (2019): Vom Schmusekätzchen zur aggressiven Bestie – Bisexualität, vollständiger Ödipuskomplex und das Triebschicksal des passiv-genitalen, sogenannt „weiblichen" Wunsches. In: Henze, P., Lahl, A., Preis, V. (Hrsg.), 95–115

Guter, U. (2015): Körperpsychotherapie – Grundriss einer Theorie für die klinische Praxis. Springer, Berlin-Heidelberg

Harms, T. (2017): „Die Funktion des Orgasmus – 90 Jahre danach – Die Sexualtheorien Wilhelm Reichs und ihre Relevanz für die moderne Körperpsychotherapie. In: Harms, T., Thielen, M. (Hrsg.), 13–48

Harms, T., Thielen, M. (Hrsg.) (2017): Körperpsychotherapie und Sexualität – Grundlagen, Perspektive und Praxis. Psychosozial Verlag, Gießen

Henning, A. (2019): Sex verändert alles. Rowohlt, Hamburg

Henze, P., Lahl, A, Preis, V. (Hrsg.) (2019): Psychoanalyse und männliche Sexualität. Psychosozial Verlag, Gießen

Herpertz, S. (2015a): Psychodynamische Modellvorstellungen. In: Herpertz, S., de Zwaan, M., Zipfel, S. (Hrsg.), 85–89

Herpertz, S. (2015b): Adipositas und psychische Komorbidität. In: Hepertz, S., de Zwaan, M., Zipfel, S. (Hrsg.), 425–429

Herpertz, S., de Zwaan, M., Zipfel, S. (Hrsg.) (2015): Handbuch Essstörungen und Adipositas. Springer, Berlin

Herzog, D. (2019): Die sexuelle Revolution und ihre Folgen für die Psychoanalyse in der 2. Hälfte des 20. Jahrhunderts. In: Lemma, A., Lynch, P. (Hrsg.), 31–55

Hirsch, M. (2000): Vernachlässigung, Misshandlung, Missbrauch im Rahmen einer psychoanalytischen Traumatologie. In: Egle, U., Hoffmann, S., Joraschky, P. (Hrsg.): Sexueller Missbrauch, Misshandlung und Vernachlässigung. Schattauer, Stuttgart, 126–139

Hirsch, M. (2010a): „Mein Körper gehört mir … und ich kann mit ihm machen, was ich will!". Psychosozial Verlag, Gießen

Hirsch, M. (2010b): Sexualität von Therapeuten und Gegenübertragung. Persönlichkeitsstörungen, Theorie und Therapie 03, 211–220

Hirsch, M. (2014): Schuld und Schuldgefühle – zur Psychoanalyse von Trauma und Introjekt. 6. Aufl. Vandenhoeck & Ruprecht, Göttingen

Hochgerner, M. (2015): Die Verwendung von Gegenständen in der Psychotherapie. Akademiker Verlag, Saarbrücken

Hoffmann, S. (2003): Psychodynamisches Verständnis von Schmerz. In: Egle, U., Hoffmann, S., Lehmann, K., Nix, W. (Hrsg.), 77–88

Huber, M. (2018): „Keine Sexualität kann auch eine prima Alternative sein". In: Büttner, M. (Hrsg.), 410–423
Huber, M. (2013): Wege der Traumabehandlung – Trauma und Traumabehandlung Teil 2. 5. Aufl. Junfermann, Paderborn
Hüther, G. (2013): Bedienungsanleitung für ein menschliches Gehirn. Vandenhoeck & Ruprecht, Göttingen
Hüther, G. (1999): Die biologischen Grundlagen der Erotik. Persönlichkeitsstörungen, Theorie und Therapie 03, 116–118
Hutfless, E., Zach, B. (2018): Queering Psychoanalysis – Vorwort. In: Hutfless, E., Zach, B. (Hrsg.), Queering Psychoanalysis. 2. Aufl. Zaglossus, Wien, 9–29
Jacke, K. (2016): Widersprüche des Medizinischen – Eine wissenssoziologische Studie zu Konzepten der „Transsexualität". Psychosozial Verlag, Gießen
Joraschky, P. (2000): Sexueller Missbrauch und Vernachlässigung in Familien. In: Egle, U., Hoffmann, S., Joraschky, P. (Hrsg.): Sexueller Missbrauch, Misshandlung und Vernachlässigung. Schattauer, Stuttgart
Joraschky, P., Armin, A. von, Pöhlmann, K. (2009): Körpererleben und Sexualität von Patienten mit Borderline-Persönlichkeitsstörungen – Ansätze für körperorientierte Psychotherapie. In: Dulz, B., Benecke, C., Richter-Appelt, H. (Hrsg.), 349–357
Jung, C. G. (1987): Symbol und Libido. 2. Aufl. Walter, Olten
Jung, C. G. (1984): Persönlichkeit und Übertragung. Band 3. Walter, Olten
Kant, I.(2009): Metaphysik der Sitten. In: Weischedel, W.: Werkausgaben VIII. Suhrkamp, Frankfurt a.M.
Kernberg, O. (1998): Liebesbeziehungen. Normalität und Pathologie. Klett-Cotta, Stuttgart
Kernberg, O. (1992): Objektbeziehungen und Praxis der Psychoanalyse. 5. Aufl. Klett-Cotta, Stuttgart
Klees, E., Kettritz, T. (Hrsg.) (2018): Sexualisierte Gewalt durch Geschwister. 2. Aufl. Pabst Science Publishers, Lengerich
Klein, M. (1994): Das Seelenleben des Kleinkindes. 5. Aufl. Klett-Cotta, Stuttgart
Klein, V. (2019): Frauen und ihre sexuellen Spielräume – Ideal und Wirklichkeit. In: Briken, P. (Hrsg.), 377–388
Kluck-Puttendörfer, B. (2016): Psychogene Essstörungen. In: Schmidt, E. (Hrsg.) (2016a), 208–230
König, K. (2012): Gruppendynamische Grundlagen. In: Strauß, B., Mattke, D. (Hrsg.), 21–36
Küchenhoff, J., Agarwalla, P. (2012): Körperbild und Persönlichkeit. Springer, Berlin
Lahmann, C., Sattel, H., Sauer, N., Henningsen, P. (2012): Grundlagen. In: Arbeitskreis PISO (Hrsg.), 1–7
Lampe, A., Söldner, W. (2003): Pelvipathie. In: Egle, U., Hoffmann, S., Lehmann, K., Nix, W. (Hrsg.) Handbuch chronischer Schmerz. Schattauer, Stuttgart, 563 – 570
Langer, S. (1984): Philosophie auf neuem Wege – Das Symbol im Denken, im Ritus und in der Kunst. Fischer, Frankfurt/M.
Laplanche, J. (2017a): Sexual. Psychosozial Verlag, Gießen
Laplanche, J. (2017b): Die allgemeine Verführungstheorie – und andere Aufsätze. 2. Aufl. Brandes & Apsel, Frankfurt/M.
Laplanche, J., Pontalis, J. (1967): Das Vokabular der Psychoanalyse. Suhrkamp, Frankfurt
Legenbauer, T., Vocks, S. (2014): Manual der kognitiven Verhaltenstherapie bei Anorexie und Bulimie. 2. Aufl. Springer, Berlin/Heidelberg
Leikert, S. (2019): Das sinnliche Selbst – Das Körpergedächtnis in der psychoanalytischen Behandlungstechnik. Brandes & Apsel, Frankfurt/M.
Lemche, E., Loew, T. (2009): Neo- und subkortikale zerebrale Grundlagen der Körperbild-Funktionen. In: Joraschky, P., Loew, T., Röhricht F. (Hrsg.), Körpererleben und Körperbild – Ein Handbuch zur Diagnostik. Schattauer, Stuttgart, 1–8

Lemma, A. (2018): Der Körper spricht immer – Körperlichkeit in psychoanalytischen Therapien und jenseits der Couch. Brandes & Apsel, Frankfurt/M.

Lemma, A., Lynch, P. (Hrsg.) (2019): Psychoanalyse der Sexualitäten – Sexualitäten der Psychoanalyse, Brandes & Apsel, Frankfurt/M.

Le Soldat, J. (2018): Land ohne Wiederkehr. frommann-holzboog, Stuttgart

Le Soldat, J. (2015): Grund zur Homosexualität. fromman-holzboog, Stuttgart

Levine, P. (2015): Trauma und Gedächtnis. Kösel, München

Lorenzer, A. (2002): Die Sprache, der Sinn, das Unbewusste. Klett-Cotta, Stuttgart

Mattke, D., Reddemann, L., Strauß, B. (2011): Keine Angst vor Gruppen – Gruppenpsychotherapie in Praxis und Forschung. Klett-Cotta, Stuttgart

Mehlmann, S. (2006): Unzuverlässige Körper – Zur Diskursgeschichte des Konzepts geschlechtlicher Identität. Ulrike Helmer Verlag, Königstein/Taunus

Merleau-Ponty, M. (1966): Phänomenologie der Wahrnehmung. 6. Aufl. de Guyter, Berlin

Mertens, W. (1994): Entwicklung der Psychosexualität und der Geschlechtsidentität, Band 1 und 2. Kohlhammer, Stuttgart

Merleau-Ponty, M. (1966/1974): Phänomenologie der Wahrnehmung. 6. Aufl. de Gruyter, Berlin

Munsch, S., Hilbert, A. (2015): Übergewicht und Adipositas. Hogrefe, Göttingen

Nieder, T., Briten, P., Richter-Appelt, H. (2013): Transgender, Transsexualität, Geschlechtsdysphorie – Aktuelle Entwicklungen in Diagnostik und Therapie. Psyche up2date (7)

Nieden, S. z. (2009): Weibliche Ejakulation. 2. Aufl. Psychosozial Verlag, Gießen

Nieder, T., Strauß, B. (2018): S3-Leitlinie zur Diagnostik, Beratung und Behandlung im Kontext von Geschlechtsinkongruenz, Geschlechtsdysphorie und Trans-Gesundheit: Hintergrund, Methode und zentrale Empfehlungen. Zeitschrift für Sexualforschung 32, 70–79

Paluselli, C. (2006): Die KBT im Lichte der Neurowissenschaften. In: Cerny, S., Paluselli, C. (Hrsg.): Der Körper ist der Ort des psychischen Geschehens – Grundlagenwissen der Konzentrativen Bewegungstherapie. Königshausen & Neumann, Würzburg

Piaget, J. (1947/1992): Psychologie der Intelligenz. 3. Aufl. Klett-Cotta, Stuttgart

Porges, S. (2018): Die Polyvagal-Theorie. 2.Aufl. Probst Verlag, Lichtenau

Preuss, W. (2019): Geschlechtsdysphorie, Transidentität und Transsexualität im Kindes- und Jugendalter. 2. Aufl. Ernst Reinhardt, München

Purschke-Heinz, B., Schwarze, R. (Hrsg.) (2005): KBT auf dem Weg. Gedenkschrift für Helmuth Stolze, den Begründer der Konzentrativen Bewegungstherapie. Selbstverlag, Telgte

Quindeau, I. (2019): Freuds Bisexualität im Lichte der fluiden Geschlechtsidentität. Kinderanalyse 1

Quindeau, I. (2018): Geschlechtervielfalt und polymorphes Begehren: Queere Perspektiven in der Psychoanalyse. In: Hutfless, E., Zach, B. (Hrsg.), 181–210

Quindeau, I. (2014): Sexualität. Psychosozial Verlag, Gießen

Quindeau, I. (2008): Verführung und Begehren. Die psychoanalytische Sexualtheorie nach Freud. Klett-Cotta, Stuttgart

Quindeau, I. (2004): Spur und Umschrift. Die konstitutive Bedeutung von Erinnerung in der Psychoanalyse. Wilhelm Fink, München

Quindeau, I., Sigusch, V. (Hrsg.) (2005): Freud und das Sexuelle. Neue psychoanalytische und sexualwissenschaftliche Perspektiven. Campus, Frankfurt

Rauchfleisch, U. (2019): Sexuelle Identitäten im therapeutischen Prozess. Kohlhammer, Stuttgart

Reddemann, L. (2012): Imagination als heilsame Kraft. 16. Aufl. Klett-Cotta, Stuttgart

Reddemann, L. (2008): Psychodynamisch imaginative Traumatherapie. 5. Aufl. Klett-Cotta, Stuttgart

Reich, W. (1933/2010): Charakteranalyse. Anaconda, Köln

Reich, W. (2000): Die Entdeckung des Orgons – Die Funktion des Orgasmus. Anaconda, Köln

Reiche, R. (1990): Geschlechterspannung. Psychosozial Verlag, Gießen
Richter-Appelt, H. (2009): Liebe ohne Sexualität – Sexualität ohne Liebe. In: Dulz, B., Benecke, C., Richter-Appelt, H. (Hrsg.), 42–48
Röhricht, F. (2009): Das Körperbild im Spannungsfeld von Sprache und Erleben – terminologische Überlegungen. In: Joraschky, P., Loew, T., Röhricht, F. (Hrsg.): Körpererleben und Körperbild – Ein Handbuch zur Diagnostik, Schattauer, Stuttgart
Rosa, H. (2016): Resonanz – eine Soziologie der Weltbeziehung. 6. Aufl. Suhrkamp, Berlin
Rudolf-Petersen, A. (2018): Neue Übertragungskonstellationen. In: Hutfless, E., Zach, B. (Hrsg.), 503 – 531
Schmidt, E. (Hrsg.) (2016a): Konzentrative Bewegungstherapie. 2. Aufl. Schattauer, Stuttgart
Schmidt, E. (2016b): Zur Bedeutung des Körperbildes. In: Schmidt, E. (Hrsg.), 3–20
Schmidt, E. (1994): Sprechen und Bewegen – Sprechen aus der Sicht der Konzentrativen Bewegungstherapie. Unveröffentlichtes Manuskript, Buschhoven
Schmitz, H. (2011): Der Leib. Walter de Gruyter, Berlin
Schmitz, U. (2004): Konzentrative Bewegungstherapie (KBT) zur Traumabewältigung – ein handlungsorientierter Ansatz. Vandenhoeck & Ruprecht, Göttingen
Schnarch, D. (2017): Die Psychologie sexueller Leidenschaft. Klett-Cotta, Stuttgart
Schneider, G., Sattel, H., Ronel, J., Henningsen, P. (2012): Störungstheorien und -modelle. In: Arbeitskreis PISO (Hrsg.), 11–28
Schönbucher, V., Ohms, J., Nunez-Garcia, D., Schweizer, K., Richter-Appelt, H. (2012): Heterosexuelle Normalität oder sexuelle Lebensqualität? In: Schweizer, K., Richter-Applet, H. (Hrsg.), 207–223
Schreiber-Willnow, K. (2016): Konzentrative Bewegungstherapie. Ernst Reinhardt, München
Schreiber-Willnow, K. (2014): Liebe und andere Zumutungen. In: Schleu, A., Schreiber-Willnow, K., Wöller, W. (Hrsg.): Verwickeln und Entwickeln. VAS, Bad Homburg, 108–121
Schreiber-Willnow, K. (2012): Körperpsychotherapeutische Gruppen. In: Strauß, B., Mattke, D. (Hrsg.), 449–461
Schreiber-Willnow, K. (2010): Körper-, Selbst- und Gruppenerleben in der stationären Konzentrativen Bewegungstherapie. 3. Aufl. Psychosozial Verlag, Gießen
Schreiber-Willnow, K., Seidler, K.-P. (2005): Katamnestische Stabilität des Körpererlebens nach stationärer Gruppenbehandlung mit Konzentrativer Bewegungstherapie. Psychotherapie Psychosomatik Medizinische Psychologie 55, 370–377
Schwarze, R. (2016): Berührung. In: Schmidt, E. (Hrsg.), 112–117
Schweizer, K. (2018): Vorbilder – Geschlechtsidentität und rechtliche Anerkennung. In: Schweizer, K., Vogler, F. (Hrsg.), 393–408
Schweizer, K. (2012a): Körperliche Geschlechtsentwicklung und zwischengeschlechtliche Formenvielfalt. In: Schweizer, K., Richter-Appelt, H. (Hrsg.), 43–67
Schweizer, K. (2012b): Sprache und Begrifflichkeiten. In: Schweizer, K., Richter-Appelt, H. (Hrsg.), 19–39
Schweizer, K., Richter-Appelt, H. (Hrsg.) (2012): Intersexualität kontrovers – Grundlagen, Erfahrungen, Positionen. Psychosozial Verlag, Gießen
Schweizer, K., Vogler, F. (Hrsg.) (2018): Die Schönheiten des Geschlechts – Intersex im Dialog. Campus, Frankfurt/New York
Schweizer, K., Richter-Appelt, H. (Hrsg.) (2012): Intersexualität kontrovers – Grundlagen, Erfahrungen, Positionen. Psychosozial Verlag, Gießen
Seidler, K.-P., Grützmacher, S., Epner, A., Schreiber-Willnow, K. (2020): Negative Therapiefolgen körperorientierter Gruppenpsychotherapie am Beispiel der Konzentrativen Bewegungstherapie. Psychotherapeut 4, 244–255
Sigusch, V. (2015): Sexualitäten – Eine kritische Theorie in 99 Fragmenten. 2. Aufl. Campus, Frankfurt
Sigusch, V. (2012): Vorwort. In: Schweizer, K., Richter-Appelt, H. (Hrsg.), 9–11

Sigusch, V. (2011): Auf der Suche nach der sexuellen Freiheit – Über Sexualforschung und Politik. Campus, Frankfurt

Spitz, R. (1988): Die Entstehung der ersten Objektbeziehungen. 4. Aufl. Klett-Cotta, Stuttgart

Spitz, R. (1985): Vom Säugling zum Kleinkind. 8. Aufl. Klett-Cotta, Stuttgart

Stern, D. (1992): Die Lebenserfahrung des Säuglings. Klett-Cotta, Stuttgart

Stoller, R. (1968): Sex and Gender. Hogarth, London

Stolze, H. (Hrsg.) (1989): Die Konzentrative Bewegungstherapie. Grundlagen und Erfahrungen. 2. Aufl. Springer, Berlin

Stolze, H. (2005): Der Tetraeder des Begreifens. In: Purschke-Heinz, B., Schwarze, R. (Hrsg.), 81–119

Storck, T. (2018a): Trieb. Kohlhammer, Stuttgart

Storck, T. (2018b): Sexualität und Konflikt. Kohlhammer, Stuttgart

Strauß, B., Mattke, D. (Hrsg.) (2012): Gruppenpsychotherapie – Lehrbuch für die Praxis. Springer, Berlin/Heidelberg

Target, M. (2019): Ein Entwicklungsmodell für sexuelle Erregung, Begehren und Entfremdung. In: Lemma, A., Lynch, P. (Hrsg.), 59–83

Trautmann-Voigt, S., Voigt, B. (2009): Grammatik der Körperpsychotherapie – Körpersignale in Psychotherapie und Coaching entschlüsseln und nutzen. Schattauer, Stuttgart

Universität Lepzig: Haptik Forschungslabor. Abgerufen am 15.05.2021 https://haptiklabor.medizin.uni-leipzig.de/index.php?id=2

Van der Kolk, B. (2016): Verkörperter Schrecken, Probst, Lichtenau

Waldenfels, B. (2016): Das leibliche Selbst, 6. Aufl. Suhrkamp, Frankfurt

Weizsäcker, V. von (1986): Der Gestaltkreis. 5. Aufl. Thieme, Stuttgart

Winnicott, D. (1989): Vom Spiel zur Kreativität. 5. Aufl. Klett-Cotta, Stuttgart

Yalom, I. (2015): Theorie und Praxis der Gruppenpsychotherapie - Ein Lehrbuch. Klett-Cotta, Stuttgart

Zachary, A. (2019): Die Anatomie der Klitoris – Psychodynamik der weiblichen Sexualität. Brandes & Apsel, Frankfurt

Sachregister